살 어떻게 뺐어요?

살 어떻게 뺐어요?

다시는 요요가 오지 않게

초판 1쇄 발행 2022년 10월 5일

지은이 이연실 (줌마키토)
편집인 옥기종
발행인 송현옥
펴낸곳 도서출판 더블:엔
출판등록 2011년 3월 16일 제2011-000014호

주소 서울시 강서구 마곡서1로 132, 301-901
전화 070_4306_9802
팩스 0505_137_7474
이메일 double_en@naver.com

ISBN 979-11-91382-16-7 (03510) 종이책
      979-11-91382-38-9 (05510) 전자책

살
어떻게
뺐어요?

———————— 다시는 요요가 오지 않게

| 이연실 (줌마키토) 지음 |

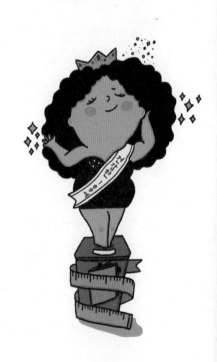

더블:엔

우리는 정말 오랜 기간 다이어트를 하고 있는 것 같습니다. 아니, 많은 여성들이 평생 동안 다이어트를 해오고 있습니다.

왜 그럴까요?

다이어트에 성공하더라도 금세 예전으로 돌아가버리는 요요, 다이어트를 하는 동안 쉽게 무너지게 하는 일명 '입터짐'이라고 하는 반복적 폭식, 그리고 열심히는 하지만 잘못된 방법으로 효과가 없거나 여러 가지 다이어트 부작용들로 인해 중도 포기 하게 되는 경우가 많기 때문입니다.

이런 문제점들을 해결하고 다이어트에 성공하려면, 내가 하는 다이어트 방법이 옳고 이것이 체중감량 뿐만 아니라 내 몸을 건강하게 해줄 수 있다는 확신이 필요합니다. 더불어 다이어트 방법에 대한 올바른 이해 그리고 나타날 수 있는 부작용에 대해 미리 알고 대처할 수 있어야겠지요.

이 책은 일반인 저자가 직접 체험하며 효과를 본 '저탄고지 다이어트'에 관한 내용을 담고 있습니다. 저자는 저탄고지 다이어트를 제대로 이해하여 올바른 지식을 쉽게 전달하고 있으며, 여기에 본인의 체험을 통해 더욱 풍성해진 저탄고지 방법과 문제점들에 대한 정보를 제공하고 있습니다.

이 책의 저자 줌마키토 님은 저탄고지 다이어트 중 중간 평가를 위해 모발검사 등을 하러 우리병원에 오셔서 인연이 닿았는데 이렇게 멋진 책을 출간하게 되어 기쁜 마음입니다.

이 책을 통해 많은 분들이 '저탄고지'를 올바르게 이해하는 계기가 되면 좋겠습니다. 건강한 다이어트에 성공하시길 기원하며 이 책을 적극 추천해드립니다.

리프러리 사랑의원 원장 송재현

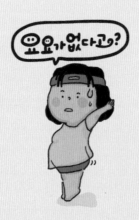

머 리 말

○
○

코로나 때문이었습니다.

불행인지 다행인지 시간이 많아졌고, 집밖으로 나갈 수 없게 되었어요. 살이 찌고, 몸이 아프기 시작했습니다. 원래도 날씬한 몸은 아니었습니다. 결혼하고 살림하고 육아하며 시작됐던 경력단절을 끊어보려고 일을 시작했는데, 시간이 없단 핑계로 아무거나 먹고 시켜 먹고 사 먹었습니다. 슬슬 불어가고 있던 몸이 코로나를 만나며 더욱 탄력을 받았어요. 도장 깨기 하듯이 몸무게가 지붕 없이 계속 갱신되었습니다.

무슨 옷을 입어도 몸에 끼고 불편하니 자연스레 사람도 만나고 싶지 않고, 밖에도 나가고 싶지 않았습니다. 집안에서 하루 200보 남짓 걷는 날이 허다했고, 식기세척기에 설거지감을 챙겨 넣는 그 사이에 허리가 아팠습니다. 온종일 함께 있는 아이들에게 짜증도 심해졌지요.

자연스럽게 예전에 먹었던 다이어트 약을 다시 검색해보고 어딜 가서 약을 처방받을 수 있을까 그 생각만 했습니다. 그런데 세상에, 그 약 타러 병원에 가는 것도 의지가 없어서 안 되더군요.

그러다 유튜브 알고리즘 덕분에 우연히 알게 된 채널에서 운동 없이도 감량이 가능한 방법을 알게 되었습니다. 안 그래도 코로나로 일도 중지된 상태라 시간이 차고 넘치고 있었거든요. 이런 상황에서도 시작하지 못한다면 다른 그 무엇도 못할 것 같은 부담감에 무작정 '저탄고지 식단'을 시작했습니다.

저탄고지 식단은 진입장벽이 높아 방향을 제대로 잡으려니 책을 읽지 않고는 확신이 없었습니다. 저는 의사도 아니고 의료계 종사자도 아닌 평범한 아줌마입니다. 내가 나 자신에게 확신을 주는 그런 작업이 필요했습니다. 닥치는 대로 책을 읽고, 카페에 가입하고, 관련 영상들을 보면서 수많은 시행착오를 겪었고 지금도 여전히 좌충우돌하고 있습니다. 그럼에도 이 식단을 계속하고 있는 이유는 이게 저에게 가장 잘 맞는 방법이며, 내가 건강해지고 있다는 느낌이 들기 때문입니다. 건강검진 결과가 보여주는 여러 수치도 믿음을 주고 있고요.

2020년 4월 80.5kg으로 시작해서 18개월 동안 18kg을 서서히 감량했고, 지금도 여전히 식단을 하며 감량을 하려고 노력

하고 있습니다. 어찌 보면 8개월도 아니고 18개월에 18kg은 그리 대단한 숫자가 아닐지도 모르겠습니다. 우리는 '3개월에 10kg' 같은 다이어트 홍보 문구를 많이 봐왔으니까요.

어디서 듣기로는 내가 다이어트 하는 걸 내 몸이 모르도록 서서히 해야 감량도 잘되고 요요도 오지 않는다고 하더군요. 한 달에 1kg꼴이어도 이게 쌓이면 어마어마한 몸무게가 됩니다.

약간의 과체중이 아닌 평균을 훨씬 넘어서는 몸무게는 몸이 건강하지 않다는 증거입니다. 살을 빼는 게 목적이 아니라 건강해지는 것을 목표로 두면 부담이 조금 덜할 것 같습니다.

이 책은 지난 2020년 4월부터 지금까지 공부하면서 식단을 하며 겪어온 좌충우돌 경험기를 기록한 블로그를 기반으로 썼습니다. 잘 성장해준 블로그 덕분에 난생 처음 공중파 방송을 타는 일도 생겼지요. KBS〈생로병사의 비밀〉에도 출연하여 저탄고지를 열심히(?) 알렸습니다. 이 책이 요요 없는 삶을 살고 싶으신 분들의 길라잡이가 되길 바라는 마음입니다.

건강검진을 처음 받았던 14년 전부터 매년 단골로 지적됐던 역류성 식도염, 해가 갈수록 종류가 늘어나는 위염이 식단 6개월만에 사라진 걸 알고는 너무 놀라고 기뻐서 동네방네 자랑을 했던 기억이 있습니다. 수면마취가 덜 깨 비몽사몽인 가운데서도 의사선생님의 "위 내시경 결과는 깨끗합니다" 라는 말에 그럴 리가 없다고 대답했습니다. 잘못 보신 거 아니냐고 했더니 예전에는 어땠는지 모르겠지만 지금은 깨끗하다고 하셔서 집에 오는 발걸음이 그렇게 가벼울 수가 없었어요.

제가 공부하며 읽었던 관련 도서들, 관련 영상들, 먹었던 식단, 주위 다른 분들의 경험담 등을 모아봤습니다. 어디서부터 시작해야 할지 갈피를 못잡을 때 가볍게 읽어보시고, 이 아줌마는 이렇게 했구나, 하고 참고해주세요.

키토인들에게 유명한 말이 있습니다.
"100인 100키토."
지금까지 살아온 환경, 먹는 음식, 유전으로 물려받은 형질들이 모두 다르기 때문에 사람마다 다르게 영향이 나타난다는 뜻입니다. 그러니 일괄적으로 몇 달에 몇 키로 감량이라는 광고 문구를 믿지 마시고 내 몸을 믿으세요. 내 몸은 항상 나를 살리는 길로 인도하지 나를 죽이는 길로 데려가지 않습니다. 지금 살이 찌고 몸이 아픈 건 내 몸이 날 봐달라고 신호를 보내고 있는 중이라고 인식하고 잘 보살피세요.
엄마가 자기 몸을 잘 알아야 아이들의 건강도, 가정의 건강도 지킬 수 있습니다.

식단을 시작하고 몸의 지표들이 많이 좋아지는 걸 보면서 좀
더 많은 분들이 알게 되면 좋겠다 싶었습니다. 특히 자녀를 키
우고 살림하느라 자신을 늘 뒷전으로 미뤄뒀던 엄마들이 읽어
주시면 좋겠습니다.

건강해지고 있는 기쁨을 함께하고 싶습니다.

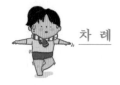

차 례

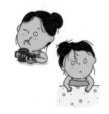

1부 : 어떻게 살이 빠져요? ▬▬▬▬

어떻게, 왜 살이 빠지나요

알아야 할 호르몬

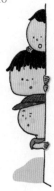

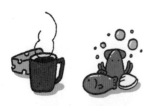

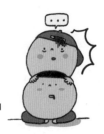

2부 : 그래서 뭐 먹어요?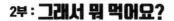

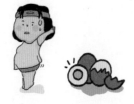

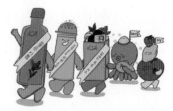

◦
◦

이렇게 살다 죽으면 어쩌지?

2010년 겨울, 몸무게 70kg을 찍었습니다. 그러면서 생겨난 발바닥 통증과 주위의 모욕적인 언사, 너무나 작아지는 나 자신이 견딜 수가 없어서 정말로 이 악물고 독하게 18kg을 감량했어요. 비만 클리닉에 다니면서 식욕억제제를 처방받았고, 저지방 저칼로리 식단과 운동 처방도 받아서 정말 그대로 시키는 대로 다 했더니 두 달 동안 10kg이 그냥 빠지더라고요. 그 뒤로 6개월 동안 총 18kg을 감량하면서 병원에서 이제 더 안 와도 된다는 이야기를 들었습니다.

162cm에 52kg! 제 인생 최고 날씬한 시기였습니다.

그랬는데, 2011년, 주재원 발령을 받은 남편을 따라 미국으로 가게 되었어요. 처음에는 강박처럼 운동을 계속하고 지방을

◦—

적게 먹고 식단을 조절했죠. 체중은 아주 조금씩 늘기 시작했어요. 둘째를 임신했을 때는 이미 10kg이 증량된 상태였고 출산 후에도 60kg 초반대를 유지했습니다. 그런데 다시 한국으로 돌아올 때는 거의 80kg에 육박하는 몸이 되고 말았어요.

　한국에 돌아오자마자 다시 전에 다니던 비만 클리닉을 찾았습니다. 약간 감량하고 또 쪘어요. 동네 산부인과에서 처방받은 식욕억제제를 먹으면서 감량했다가 또 더 쪘고요. 그래도 간신히 마지노선은 지키고 있다고 생각했는데 2020년 코로나가 터지면서 활동량이 적어지는 바람에 다시 그 마지노선을 넘어섰습니다. 그것도 아주 많이.
　이제는 허리가 아프기 시작했고 속옷들이 꽉 끼면서 불편했고 벼랑 끝에 몰린 기분이었어요. 이러다 어느 순간 훅 가도 이상하지 않겠구나. 그래도 운동이나 식단을 조절할 생각은 안 하고 살았는데요. 정말 어느 날 문득,

　"이렇게 살다 죽기 싫어!!!!!!!!!!!!!!!"
　하는 외침이 마음속에서 들렸어요.

　이 몸 이 정신 상태로 살다가 관 속에 들어갈 생각을 하니 제 자신이 너무 싫어지는 거예요. 자기 혐오감이라고 하죠? 단순

히 신체적으로 문제가 생기는 게 저의 정신과 마음 모두를 갉아먹고 있다고 생각하니 몸이 저절로 움직이더라고요. 차분히 앉아서 생각을 해봤습니다. 내가 진짜로 원하는 게 뭔지.

그 당시 제가 정한 목표는 세 가지였어요.

1. 약은 먹지 말자.
2. 요요의 고리를 끊어내자.
3. 식욕을 잡아보자.

1 ⋯ 약은 먹지 말자

제가 비만 클리닉을 여러 번 다녀보고 식욕억제제도 여러 번 먹어봤는데요. 아마 드셔보신 분들은 알 거예요. 나비 모양, 눈사람 모양 보통 이렇게 부릅니다.

저는 제가 먹었던 약 이름도 몰라요. 약 이름이 뭔지, 이 약들이 어떤 작용을 하는지 의사선생님께 물어보지도 않았거든요. 솔직히 살만 빼면 된다는 생각에 궁금하지도 않았어요. 저탄고지를 시작하면서, 그 약들이 어떻게 작용하는 건지 그제서야 알게 되었답니다.

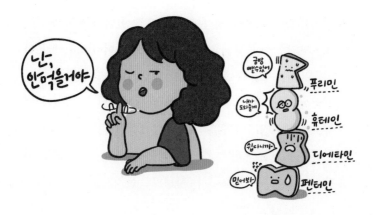

식욕억제제들은 이름은 다양하지만 성분은 펜터민으로 동일합니다. 2019년 말에 부작용이 많이 줄었다는 어떤 식욕억제제가 우리나라에 합법적으로 들어온다고 해서 저도 한동안 처방해주는 병원을 검색했던 기억이 있어요. 결국 가진 않았지만요. 암튼 펜터민은 중추신경계의 흥분을 유도하는 향정신성의 약품입니다. 그래서 3개월 이상 처방을 안 해줘요. 그 이상 처방해주면 이상한 병원이니 가지 마세요. 쉽게 말해서 교감신경을 자극하는 약입니다.

우리 몸은 교감신경과 부교감신경이 서로 왔다갔다하며 몸을 움직이는데요. 교감신경은 스트레스 상황이라고 인식한 상태라고 해요. 호랑이에 쫓긴다든가 전쟁 상황이라면 우리 몸이 배가 고플까요? 잠도 안 오겠죠? 우리 몸은 언제라도 뛸 수 있게 심장을 빨리 뛰게 해서 온몸 근육으로 혈액을 계속 보냅니다. 대사가 막 돌아가니 심장이 빨리 뛰고 손이 떨리고 식욕이 떨어지고 약한 두통과 불면증 등의 부작용이 나타납니다. 당연히 대사에 많은 에너지가 사용되니 살이 빠집니다. 그러다 약을 끊으면 부교감신경이 올라와요. 부교감신경은 우리가 릴랙스할 때 올라와요. 약을 먹다가 하루만 안 먹어도 무기력해지고 몸이 처지고 자꾸 잠만 오는 상태가 되는 거죠.

저 이거 다 겪어봤습니다. 그런데 왜 그런지 알려고 안 해봤어요. 미련 곰탱이가 따로 없죠. 정말 후회합니다. 약으로 몸을 인위적으로 막 조절한 거예요. 이런저런 부작용 중 가장 큰 문제는 끊고 나면 '요요가 온다'는 겁니다. 누구는 오고 누구는 안 오는 게 아니라 반드시 누구에게나 꼭! 온다는 게 중요해요.

아시죠? 요요는 빠진 만큼 오는 게 아니라 늘 몇 kg을 더 달고 돌아옵니다. 약 먹고 뺀 몸을 유지하려면 웬만한 의지로는 턱도 없어요. 그래서 저는 제 몸을 망치는 약은 더 이상 먹지 않기로 했어요. 그럼에도 불구하고 저탄고지 4~5개월 쯤에는 아, 지금쯤 약을 먹으면 훨씬 더 쉽게 감량되지 않을까? 하는 부질없는 생각을 했습니다. 일단 쉽게 감량되는 걸 알기에 그 유혹이 엄청나요. 그래서 그때 1일 1식도 해보고 식단 비틀기* 도 해보고 아주 발악을 했지요. 다행히 약은 손대지 않았어요.

2 ··· 요요의 고리를 끊어내자!

저는 정말 요요가 지긋지긋했어요. 아주 징글징글했습니다. 다시는 겪고 싶지 않았어요. 제가 말씀드리는 요요는 10kg 뺐는데 2~3kg 돌아오는 그런 요요가 아니라 10kg 뺐는데 14~15kg 돌아오는 그런 요요를 말해요.

제가 겪어보니 요요는 빨리 빼면 빨리 돌아옵니다. 그래서 어떤 분들은 의욕이 꺾이기 전에 단기간으로 다이어트를 해라! 라고 말하기도 하는데 (이 말도 일리 있다 생각해요) 저한테는 천천히 빼는 게 더 맞았어요. 첫 두 달간 6kg 감량하고 그 뒤로는 끽해야 한 달에 1.5~2kg 감량한 수준입니다.

남들이 보기에는 다이어트를 하는 건지 마는 건지 그거 한두 끼 잘 먹으면 훅 돌아오고 화장실 다녀오면 훅 빠지는 거 아닌가 싶을 수도 있지만 저는 이 1.5kg이나 2kg을 우습게 본 적이 없어요. 한 달에 1kg씩 1년을 하면 12kg이고요, 2kg씩 1년이면 24kg입니다. 절대 무시할 수 없는 무게라고 생각해요.

목표를 그렇게 삼으니 조급함이 좀 사라졌습니다. 인간관계 끊지 않고도 다이어트가 가능하고, 또 치팅*을 했다며 나를 원망하는 마음도 조금 줄어들었어요.

3 ··· 식욕을 잡아보자

저는 병적인 폭식이나 과식 같은 식이장애는 없었지만 탄수화물 중독이라는 걸 제가 스스로 느꼈습니다. 빵 종류를 정말 사랑했어요. 단 빵, 안 단 빵 종류 가리지 않고 다 좋아했고, 사실 지금도 좋아합니다. 저탄고지 공부를 하면서 이 식욕이 저의 의지와 상관없이 '호르몬' 때문이라는 걸 알게 됐어요.

호르몬을 알게 되니 빵에 대한 갈망도 많은 부분 잡혔어요. 의외로 이 부분은 생각보다 빨리 잡혀서 좀 놀랐습니다. 책을 보니 식단을 클린하게 하면 빠르면 3일에서 길어도 2주 안에 잡힌다고 하던데 저에게는 이 말이 사실이었어요. 빵 중독인 제가 2주가 안 걸렸으니까요.

식욕에서 벗어나야 내가 진짜 배가 고픈 건지 가짜로 배가 고픈 건지 파악이 됩니다. 그리고 이런 것도 조절 못한다는 자기혐오감에서 벗어날 수 있어요. 제가 저탄고지를 몇 년씩 한 건 아니지만 고작 반년만에 저는 정말 좋은 점을 많이 느꼈습니다. 아직도 책을 읽고 영상을 찾아보고 구글을 뒤져보면서 공부하는 중이기는 하지만 40년을 넘게 살면서 내 몸을 너무 몰랐다는 생각에 나에게 좀 미안한 마음도 듭니다.

일단 허리 아픈 거 없어졌고요, 2020년 10월에 한 건강검진에서 10년 동안 점점 심해지고 있던 위염과 역류성 식도염이 사라진 걸 확인했습니다. 허리둘레도 2019년도 대비 10cm 줄었어요. 단 6개월 동안의 식단만으로도 이렇게 눈에 보이는 효과가 나타나는데 제가 안 할 이유가 없었겠죠.

게다가 기분이 널을 뛰는 증세도 많이 호전됐습니다. 제가 보기보다 멘탈이 좀 약해서 한 번 멘붕이 오면 그 여파가 상당히 오래가면서 일상을 잡아먹었는데 요새는 펑펑 울 일이 있어도 하루 이틀이면 털고 일어나는 걸 보면서 내가 많이 건강해졌음을 느낍니다.

* * *

저는 이렇게 저탄고지 다이어트를 시작했습니다.

어떻게 저탄고지 다이어트를 시작하게 되었는지 많이들 물어보시더라고요. 심지어 남편도 저에게 물어본 걸요.

저는 계속 공부를 하고 있습니다. 그래서 솔직히 저탄고지 관련 정보에 관한 글을 쓰고 이야기를 하면서도 아직도 무섭고 두렵습니다. 혹시나 잘못된 정보를 전달할까 봐서요. 그럼에도 불구하고 글을 쓰는 건 이런 방법도 있으니 죽자 사자 저칼로

리 다이어트 하면서 빡세게 운동하고 닭가슴살만 먹는 거에서
한번 벗어나보시라고 말씀드리고 싶어서예요.

20~30대 중반까지는 뭘 해도 살이 잘 빠집니다. 그러나 40대
가 되어서도 그렇게 했다가는 몸이 망가질 것 같았습니다.

절대 굶지 말고, 몸 상할 때까지 운동 심하게 하지 말고, 평생
할 수 있는 방법을 찾아보셨으면 좋겠습니다.

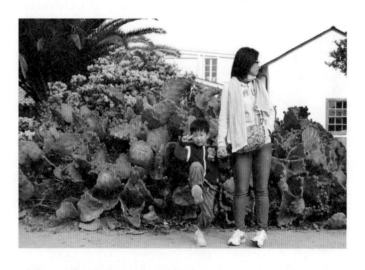

안경을 쓰고 있는 걸 보니 2011~2012년 사이인가 봐요.
미국에서 여행했을 때 사진인데,
이때 청바지가 터질 것 같다고 느끼는 시점이었어요.
그래도 이때는 50kg대! 지금은 이 정도만 돼도 소원이 없겠어요.

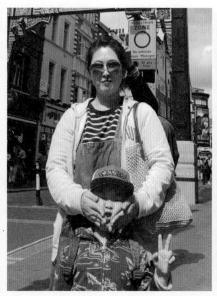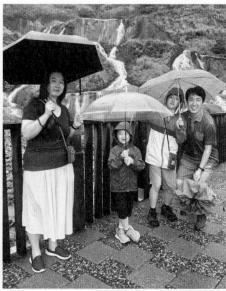

- 2018년 영국에 갔을 때 찍은 사진이에요.
  덩치 불어난 거 보이시죠?
  이 모든 일이 지난 6~7년간 일어난 일입니다.

.. 2019년 10월 말 대만 여행 시 사진이에요.
  제가 사진 찍는 걸 극도로 싫어해서 제 사진이 별로 없는데
  이때는 가이드 해주시는 분이 억지로 찍어줘서 사진이 남아 있네요.
  이 사진 보고 제가 받은 충격은 어마어마했습니다.
  2020년 4월에는 이때보다 더 찐 상태였답니다.

이 책을 편집하며

- 보조용언은 띄어 쓰지 않고 붙였습니다.

- 문장 내에서 다소 어법이 맞지 않더라도 이해도를 높이기 위해
  관용적으로 표기한 부분이 있으며, 저자 고유의 어투를 살렸습니다.

- 저탄고지 다이어트에서 자주 사용하는 생소한 용어에는
  위첨자로 * 표시를 했습니다. 116~121쪽의 단어를 참고해주세요.

- 참고영상 부분에는 QR 코드를 넣었습니다.

1부

어떻게
살이
빠져요?

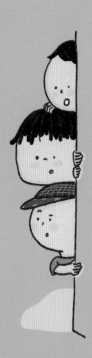

살 어 떻 게 뺏 어 요 ?

○

어떻게, 왜 살이 빠지나요

—

저는 인터넷 블로그 상에서 '줌마키토'라는 닉네임을 사용하고 있습니다. 왜 줌마키토인지 혹시 눈치채셨나요?

네! 맞아요. '키토제닉을 하는 아줌마'라는 뜻입니다.

다이어트에 관심이 있는 분들은 저탄고지 식단에 대해 한 번쯤은 들어보셨을 거예요. 저탄고지를 하려고 알아보다 보면 키토제닉이라는 말도 들리고 LCHF라는 말도 들리고 가끔 당질 제한식이라는 말도 들릴 겁니다. 이 모든 용어들이 혼합되어 쓰이는데요. 그럼, 다 같은 뜻일까요?

저탄고지와 키토제닉, 같은 뜻인가요

대답은 "네!"이기도 하고 "아니오!"이기도 합니다.

먼저 "네!"인 이유를 말씀드릴게요.

저탄고지는 저(低: 낮을 저) 탄수화물 + 고(高: 높을 고) 지방의 줄임말입니다. 우리나라에서 사용하는 말이에요. 탄수화물을 적게 먹고 지방을 많이 먹는 식단입니다. 해외에서는 LCHF나 키토제닉(또는 케토제닉/KETOGENIC)을 많이 사용합니다.

제 느낌상 유럽에서는 LCHF를, 북미 쪽에서는 키토제닉을 많이 사용하는 것 같습니다. 굳이 나라별로 구분할 의미는 없는 것 같아요.

LCHF는 Low Carbohydrate High Fat의 앞 글자만 딴 거예요. 낮은 탄수화물 높은 지방이라는 뜻이니까 LCHF의 한국식 표현이 '저탄고지'라고 보면 됩니다.

키토제닉(케토제닉)은 케톤체가 나오고 있는 몸 상태를 나타냅니다. 케톤은 지방이 분해되며 나오는 에너지원인데 제가 따로 설명드릴게요.

케톤이 나오려면 탄수화물을 적게 먹어야 하므로 역시 저탄고지와 같은 뜻이에요. 다만 중점을 식단이 아닌 의학적으로 케톤체에 맞춘 이름이라고 할 수 있습니다. 그렇지만 기본적으로 탄수화물을 적게 먹어야 케톤이 나오는 몸 상태가 되니 이 것도 저탄고지와 같거나 비슷한 뜻으로 혼용해서 사용합니다.

당질제한식은 일본에서 주로 사용하는 명칭입니다. 당질은 탄수화물이나 단 것을 의미하는데, 당질을 제한함으로써 당뇨 환자들을 위한 식단을 말합니다. 탄수화물을 적게 먹는다는 기본은 같습니다.

결국 저탄고지, 키토제닉, LCHF, 당질제한식 모두 비슷한 식단을 뜻합니다.

그렇다면 "아니오!"는 왜 "아니오"일까요?

각 식단마다 탄수화물을 어느 정도 적게 먹는지 지방을 어느 정도 많이 먹는지 그 비율이 조금씩 다릅니다. 그리고 중점을 두는 부분도 조금씩 달라요. 그렇지만 일반인인 우리 같은 사람은 그게 크게 의미가 없어요. 그 퍼센티지를 일일이 구분해서 먹다가는 스트레스로 살이 더 찔지도 몰라요. 개중에 LCHF가 탄수화물을 좀 엄격하게 관리한다고 합니다. 스웨덴은 전국민 중 LCHF를 하는 인구가 가장 많은 나라라고 해요. 그래서 LCHF 캠프도 있고 식당도 많다고 하네요. 세상 정말 부럽습니다. 우리나라도 식단 선택권이 많아졌으면 좋겠습니다.

저는 의학전문가도 아니고 평범한 아줌마입니다. 그렇지만 제가 제 몸에 직접 테스트 해본 다이어트 중에 가장 만족스러운 방법이 저탄고지였고, 그래서 지금도 하고 있어요.

그냥 다이어트하는 건데 이렇게 다양한 이름을 알아야 하는 거냐고 물어보실 수도 있을 텐데요. 저는 처음에 공부할 때 이 이름 저 이름 막 혼용되어 나오니 무척 혼란스럽더라고요.

최근 우리나라에서도 저탄고지에 대한 관심이 높아지면서 포털사이트에서 레시피를 쉽게 검색할 수 있게 되었지만 여전히 저탄고지 식단은 해외 레시피가 훨씬 다양합니다.

레시피 검색을 할 때 LCHF나 KETOGENIC 또는 KETO RECIPES를 입력하면 다양한 음식들을 알아가기 좋습니다. 유튜브나 PINTEREST(핀터레스트) 앱을 적극 추천드려요.

그런데 왜 살이 빠지나요

저탄고지 식단이 건강에 이롭다는 건 대충 알겠는데 그런데 왜 살이 빠지는지 궁금하실 거예요. 사실 이게 제일 중요하지요. 왜 알아야 하나 싶을 수도 있겠지만 저탄고지 식단이 어떻게 시작되었는지, 어떤 원리로 살이 빠지는지, 어떤 효과가 있는지 차례대로 말씀드려볼게요.

먼저, 키토제닉의 시작은 원래 1920년대에 간질환자들을 위해 고안된 식단이었습니다. 뇌전증이라고 불리는 간질환자들에게 탄수화물을 제한한 식단을 제공하니 그 발생 빈도가 현저하게 줄었거든요. 그 당시 그 식단이 파격적이었던 이유는 지금도 많은 사람이 알고 있듯이 뇌는 탄수화물을 주 에너지원으로 사용한다고 알고 있는데 탄수화물을 제한한 식단이 뇌의 문제를 해결해줬기 때문입니다.

간질(뇌전증)은 알 수 없는 이유로 뇌 안에서 전기 스파크가 일어나는 순간 갑자기 쓰러진다든지 발작을 일으키는 병입니다. 키토제닉 식단으로 과학자들은 알게 됐습니다. 탄수화물을 공급하지 않아도 뇌가 움직인다, 그럼 탄수화물이 아니면 무엇으로 움직이는가 알아봤겠죠? 그게 바로 '지방'입니다. 더 정확히는 지방이 분해되어 나오는 '케톤'이라는 물질입니다.

우리 몸은 하이브리드에요. 탄수화물도, 지방도 모두 에너지로 사용할 수 있는데 탄수화물이 떨어지면 지방으로 몸을 돌립니다. 지방으로 몸이 돌아가는 상태를 '키토시스(케토시스)'라고 부르고요, 케톤체를 에너지로 사용합니다. 해외에서는 1920년대부터 시작되었고, 일본에서는 1950년대에 당뇨병을 치료하던 의사가 처음 학회에 보고했다고 해요.

처음 일본에서 당질제한식이 인슐린 주사 없이 당뇨를 고칠 수 있고 임신성 당뇨도 무조건 소식하지 않아도 당질만 제한하면 충분히 건강한 아이를 출산할 수 있다는 논문이 발표됐을 때 말도 안 되게 심한 저항을 받았다고 해요. 몸에서 케톤체가 높은 상태는 굉장히 위험한 상태라고 알고 있었답니다. 학회에 보고한 그 의사는 의학협회에서 왕따를 당하고, 의사들이 엄청난 반발을 하면서 사기꾼 취급까지 당했다지요.

우리나라에서 제가 저탄고지나 방탄커피*라는 말을 들어본 건 제 기억으론 2016년 이후부터입니다. MBC 다큐멘터리 〈지방의 누명〉이 방송되고 한때 붐이 일었다는데 저는 그때 당시에는 별 관심이 없어 잘 모르겠고 우리나라도 의사협회에서 저탄고지 잘못하면 큰일 난다고 성명 발표를 했다는 건 뉴스에서 본 것 같습니다. 우리나라에서 저탄고지가 본격적으로 시작된 역사가 얼마나 짧은지 아시겠죠?

저는 솔직히 지금은 많은 분들이 들어보기라도 해서 다행이라고 생각하지만 식재료가 제한적이긴 합니다. 집에서 음식을 해먹는 경우는 큰 문제가 없는데 외식을 하려면 아직도 너무너무 불편하지요. 최소 5~10년은 더 있어야 저탄고지 식단을 하기에 편한 환경이 되지 않을까 생각합니다.

최근 들어서는 관련 책도 많이 나오고, 저탄고지 도시락 업체도 나오고, 많지는 않지만 저탄고지 음식을 취급하는 식당도 꾸준히 생겨나고 있는 추세입니다. 뭐 아직 우리 동네까지 생기려면 한참 더 기다려야 하겠지만 새로운 트렌드를 빨리 받아들이는 우리나라 특성상 조만간 많은 음식점이 생기지 않을까 기대해봅니다.

복잡해 보이더라도 키토제닉의 원리는 꼭 알고 넘어가야 해요. 솔직히 비만인 사람을 기준으로 했을 때 살이 빠지는 것이지, 마른 분들이 하면 오히려 살이 더 찔 수도 있습니다. 저탄고지는 몸을 정상으로 되돌려주는 식단이지 살을 빼주기만 하는 식단이 아니에요. 저 같은 비만도 몸이 정상이 아니기 때문에 살이 찐 거지요. 그러니 몸을 정상으로 돌려놔야 하고 몸이 정상이 되면 저절로 살이 빠질 거예요. 그럼 저한테는 다이어트 식단이 되는 거고요. 너무 마른 것도 정상은 아니기 때문에 그런 분들에게는 증량 식단이 됩니다.

겉이 아니라 속을 고치는 식단입니다. 겉은 운동으로 다듬어야 해요. 제가 몸에 대한 공부를 하면서 울컥했던 말이 하나 있습니다.
'우리 몸은 항상 우리를 살리는 길로 우리를 인도하지 죽이는 길로 인도하지 않는다…' '내 몸이 살찌고 아픈 건 나 지금 정상이 아니니 제발 나 좀 돌아봐달라고 외치는 외침이다…'

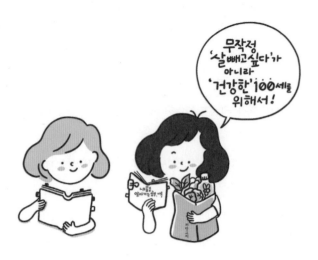

이 말을 어디선가 보고는 제가 그동안 내몸이 하는 말을 얼마나 무시하고 있었는지 너무 미안해서 눈물이 다 났답니다. 항상 기억하세요.

"내 몸은 나를 살리는 길로 나를 인도한다."

몸을 정상으로 되돌려주는 식단

이야기가 딴 데로 샜는데요, 다시 돌아와보면 키토제닉 식단은 인슐린을 자극하지 않습니다. 또는 최소한만 자극합니다. 인슐린은 비만 호르몬으로, 사람을 살찌게 만듭니다. 인슐린은 혈관 속의 포도당을 세포 속으로 밀어넣는 일, 그리고도 남은 포도당을 지방으로 바꿔 저장하는 일을 해요. 바로 다음 장에서 자세히 말씀드릴게요.

그럼, 우리가 지금까지 들어왔던 '아침에 밥 안 먹으면 머리가 안 돌아간다'든가 '단 걸 먹으면 기운이 확 난다'든가 '한국 사람은 밥심'이라든가 이런 말은 다 무엇이란 말인가요?

반은 맞는 말입니다. 탄수화물은 순간적으로 팍! 에너지를 올리는 힘이 있습니다. 인류 역사 300만 년 중(오스트랄로피테쿠스부터) 곡물로 탄수화물을 섭취하게 된 지는 1만 년이 채 안 됐고요, 설탕을 이렇게 아무 때나 먹을 수 있게 된 지는 50년 정도밖에 안 됐습니다. 안타깝게도 우리 몸의 유전자는 300만 년 전 인류의 그것과 거의 동일해요.

눈을 감고 그 시대 인간의 생활을 상상해볼까요?

아마 툭하면 굶었을 거고 과일은 특정 계절에만 잠시 먹을 수 있었을 거예요. 인간이 탄수화물만 에너지로 사용한다면 굶주림이 계속되는 시기를 어떻게 버텼을까요?

많은 위험에도 노출되어 있었을 테고 기운이 있어야 사냥이라도 했을 텐데요. 그때부터 인간은 지방을 에너지원으로 사용했습니다. 우리가 몰라서 그렇지 뇌뿐만 아니라 인체의 거의 모든 기관에서 지방을 에너지원으로 사용할 수 있습니다. 포도당처럼 순간적으로 폭발적인 힘은 낼 수 없어도 은은하게 타는 숯불 같은 에너지원이에요. 포도당이 필요할 때는 먹어주지 않아도 우리 몸에서 자체적으로 생산해내는 기능이 있습니다.

걱정 안 하셔도 돼요. 그럼 탄수화물과 지방을 다 먹어도 되지 않나? 하실 거예요. 안타깝게도 몸 안에 포도당이 남아 있으면 그걸 사용하는 게 쉽지 않기 때문에 지방은 사용되지 않습니다. 세포에 넣어서 사용하고 간에 저장했던 포도당마저 다 쓰고 나면 그제서야 지방이 에너지로 사용되는데요. 간에 있는 포도당까지 몽땅 사용되는 시간이 짧으면 12시간에서 길면 48시간까지도 보더라고요. 그게 단식을 하면 키토시스 상태로 빨리 들어가는 원리입니다.

비만인 분들은 몸에 어마어마한 양의 지방 에너지가 있는 거예요. 그 지방이 탄수화물을 안 먹어야 태워지기 시작하니 저탄고지를 하면 모으기만 했던 지방을 사용할 수 있게 됩니다. 전에 TV를 보다가 빵 터진 장면이 있었어요. 개그맨 김준현 씨가 한 말이었는데요, 병원에 갔더니 의사선생님이 김준현 씨에게 앞으로 물만 먹고 1년을 살아도 끄떡없다고 했답니다. 김준현 씨, 웃어서 죄송합니다만 제가 너무 공감했어요.

저도 아마 지금부터 단식을 해도 몇 달은 끄떡없을 거예요. 이 지방 다 쓰려면 턱도 없어요.

그럼, 지방을 사용해야 하는데 지방을 왜 먹어야 하나요?

먹는 지방은 몸에 있는 지방을 사용하기 위한 마중물이라고 생각하면 됩니다. 옛날에는 물이 필요하면 펌프에서 물을 길어 올려서 썼어요. 물을 길러 올리려면 펌프 위에 물을 한 바가지 붓고 펌프질을 해야 물이 올라오는데 그때 처음 부어주는 물을 마중물이라고 해요. 아, 예시가 너무 올드한가요?

지방을 태우려면 지방을 먹어야 합니다. 그리고 탄수화물을 줄이면 배가 고프고 칼로리가 모자라기 때문에 지방으로 채워야 하는 이유도 있고요. 탄수화물, 단백질, 지방 중에 지방만이 인슐린을 자극하지 않습니다.

키토제닉 식단의 효과

이번에는 가장 궁금해하실 키토제닉 식단의 효과를 몇 가지 말씀드릴게요.

첫 번째로 가장 큰 효과는 **체중 감량**입니다. 제가 경험하고 있지요.

두 번째로는 **호르몬의 정상화**입니다. 건강검진하면 알 수 있습니다. 인슐린 수치를 이전과 비교해보세요.

세 번째로는 **식욕 잡힘**이에요. 이 역시 호르몬의 안정화로 얻게 되는 이점입니다. 의지를 탓하며 자신을 몰아붙이지 않아도 됩니다.

네 번째는 **피부 트러블 개선**이라고 해요. 저는 피부는 좀 괜찮은 편이라(유전입니다) 이 효과는 잘 모르겠는데 많은 분들이 여드름이 없어졌다고 합니다. 역시 호르몬의 안정화로 오는 효과죠.

다섯 번째로 **머리 맑아짐**이 있습니다. 뭘해도 멍~하고 약간 치매 초기 증상처럼 방금 들은 것도 잊어 먹고 하는 걸 '브레인 포그'라고 불러요. 젊은 사람들도 많이 있는 증상인데 저탄고지 식단을 하면 브레인 포그가 개선이 되며 집중력이 좋아집니다. 피곤함도 덜해지고요. 저는 여전히 저질 체력이지만 그래도 집중력은 확실히 좋아진 것 같아요. 책을 읽어내는 속도를 보면 가끔 저도 놀랄 때가 있어요. 예전에는 주변이 어수선하면 절대 책을 못 읽었거든요. 요새는 TV 소리가 아무리 시끄러워도 책을 읽을 수 있게 됐어요.

마지막으로 여섯 번째는 제가 개인적으로 많은 효과를 느낀 부분입니다. **감정 조절이 가능**해졌어요. 감정 기복이 좀 줄어듭니다. 승질나는 빈도가 많이 줄었어요. 남편은 인정 못하겠지만 제가 느끼기엔 그렇습니다.

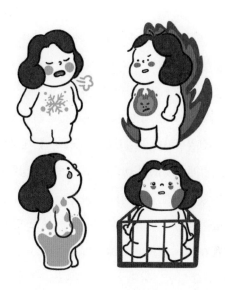

　물론 부작용들도 많습니다. 저는 경험해보지 않았지만 키토플루, 키토래쉬, 변비, 탈모 등등 힘든 상황을 겪는 분들도 계세요. 본인의 몸 상태에 따라 탄수화물 섭취량도 조절해야 하고, 장에 문제가 없는지도 잘 살펴보고, 모자란 미네랄이 없는지도 알아보고, 음식 알레르기가 없는지도 따져봐야 합니다.

　저는 무척 둔한 편인데요, 저탄고지 하면서 몸의 상태에 예민해졌다기보다는 내 몸을 많이 알게 된 것 같아요. 예전에는 건강검진 결과가 나오면 몸무게랑 키만 보고 휙 던져놨는데, 요새는 아주 샅샅이 뒤져봅니다. 그럼 알아볼 수 있는 수치들이 점점 늘어나요. 그 수치들을 몰랐을 때는 아무것도 아니었는데 알고 나니 참 의미가 있더라고요. 이래서 사람은 공부를 해야 하는가 보다 했어요.

제가 저탄고지로 체중을 감량하고 있는 걸 직접 보신 분들도 제가 "탄수화물 줄이고 지방 많이 드세요~" 하면 지방 섭취에서 브레이크가 걸립니다. 우리가 지난 세월 동안 잘못 알고 있던 상식이 이렇게 바꾸기가 어렵습니다. 저탄고지 식단은 일반적으로 알고 있는 모든 다이어트 상식과 완전 정반대이기 때문에 처음에 받아들이기가 참 힘든 건 인정합니다. 그래서 시작도 어려운데요, 저는 일단 시작해보시고 힘들거나 어려우면 그만두어도 된다고 말씀드려요.

그런데 시작도 안 해보고 '안 맞으면 어쩌지' 걱정하는 건 살도 안 빼고 요요를 걱정하는 것과 똑같다고 생각합니다.

일단 시작해보세요.

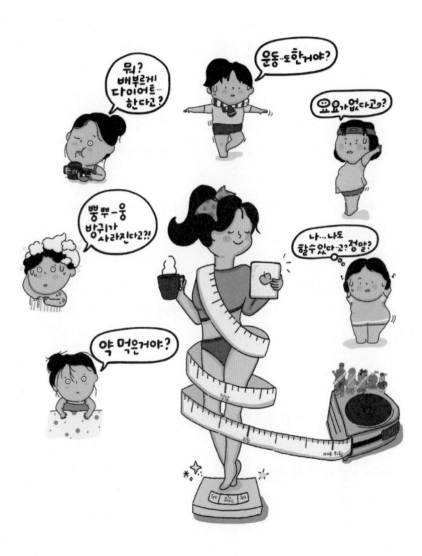

알아야 할 호르몬

—

저탄고지를 하는데 웬 호르몬 이야기? 게다가 인슐린에 대해 알아야 한다고? 인슐린은 당뇨 환자들과 관련된 거 아닌가? 하실 겁니다. 그런 반응 당연합니다. 저도 그랬어요.

저탄고지 하기 전까지는 인슐린이 비만과 관련 있다고는 단 한 번도 생각해본 적이 없었습니다. 심지어 비만 클리닉에 다닐 때도 들어본 적이 없어요. (비만 클리닉은 같은 곳 두 번 다른 곳 한 번 제 평생 세 번 가봤는데, 인슐린 얘기는 들어보질 못했어요)

비만 호르몬 인슐린의 정체!

인슐린은 원래 높아진 혈당을 잡아주는 아주 중요한 호르몬입니다. 그런데 불명예스럽게도 '비만 호르몬'이라는 별명을 갖고 있습니다. 이게 어찌 된 일일까요?

탄수화물이나 (밥, 떡, 면 등등) 단 것을 먹게 되면 몸 안에서 분해되면서 포도당이 나오는데요. 이 포도당이 혈중 당 농도, 즉 혈당을 팍팍 올리죠. 단거 먹으면 눈이 반짝! 기운이 확! 올라오죠? 모두 당이 에너지로 쓰여서 그렇습니다.

혈당이 높아지면 온몸을 돌아다니면서 혈액이 끈적해지고 혈관에 상처를 내니 걔네 잡으러 인슐린이 출동! 합니다. 인슐린은 혈중에 있는 당을 잡아다가 세포에 넣어주는 역할을 합니다. 당과 세포 사이에서 중개인 역할을 하면서 세포에게 "똑똑똑! 문 좀 열어주세요~" 하면 세포가 문을 열고, 당이 들어가서 에너지원으로 사용됩니다. 그러다가 세포에 넣다넣다 못 넣으면 당이 지방으로 변하는 걸 도와주는 것도 인슐린이 합니다. 인슐린이 적당히 나오면 전혀 문제가 없어요.

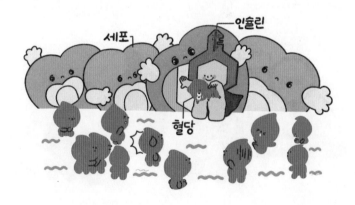

그런데 탄수화물이랑 단 게 막 계속 들어오면 인슐린이 처음에는 적정량만 나오다가 나중에는 "에라 모르겠다. 걍 다 나와~!!!" 이렇게 되는 겁니다. 쉴 만하면 출동시키니까 그냥 퇴근 안 하고 계속 출동해 있는 거예요.

인슐린 농도가 높아지면 이번에는 세포들이 심드렁해집니다. "쟤네, 또 왔네" 이러는 거죠. 그러면서 세포문을 한 번에 꽉꽉 안 열어주고 밍그적거리면서 마지못해 열어줍니다. 그럼 혈당이 날뛰니까 우리 뇌는 "어어! 안 되겠네! 인슐린 더 내보내!!!" 합니다. 그래서 우리 몸은 혈당도 높고 인슐린도 높은 '되면 안 되는 상태'가 되는 거죠. 세포가 인슐린에 무뎌지는 상태를 '인슐린 저항성'이라고 합니다. 이게 생기면 물만 마셔도 살찌는 체질이 되는 거예요.

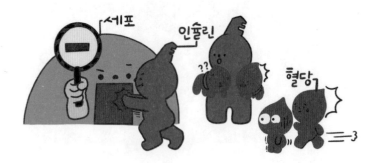

인슐린이 계속 나오는 게 왜 문제가 될까요?

뭐 여러 가지 문제가 있지만 제일 문제는 지방이 분해가 안 됩니다. 아니, 안 되는 정도가 아니라 계속 쌓이고 있는 중이라고 보면 됩니다. 분해해도 시원찮을 이 판국에 저장이라니 큰일 난 거예요. 본인이 느끼기에 나는 많이 먹는 것 같지도 않는데 정말 물만 마셔도 살이 찐다 싶으면 '인슐린 저항성'을 한번 의심해봐야 합니다.

인슐린 저항성이라는 게 오랜 시간 아주 많은 탄수화물과 당을 먹어야 생기는 거 아닌가 싶지만, 전문가들 의견에 따르면 생각보다 아주 빠르게 몇 주만 그렇게 먹어도 금세 생긴다고 해요.

몸 안에 인슐린이 높으면 무슨 짓을 해도, 예를 들어 운동 빡세게 하고 적게 먹고 별 짓을 다해도 살은 안 빠집니다. 반대로 인슐린 수치를 인위적으로 낮추면 아무리 많이 먹어도 살이 안 쪄요. 인슐린을 억지로 정상 아래로 낮출 수는 없지만 높아진 인슐린을 정상으로 내릴 수는 있습니다. 인슐린 수치를 정상으로 만드는 가장 확실한 방법이 두 가지 있습니다.

첫 번째 방법이 탄수화물과 당을 줄이는 '저탄고지 식단'을 하는 거고요. 두 번째 방법이 몸에 좀 쉴 시간을 주는 '간헐적 단식'을 하는 겁니다.

저탄고지는 왜 해야 하나요

'저탄고지'에서 왜 '저탄'을 해야 하는지는 설명이 된 것 같지만 다시 말씀드릴게요.

탄수화물이든 단 것이든 몸으로 들어가면 다 포도당으로 분해가 됩니다. 당은 인슐린을 출동시키는 가장 강력한 동기에요. 그 말은 적게 먹으면 인슐린도 적게 나온다는 얘기가 되겠죠. 저탄고지에서 단백질은 그럼 맘껏 먹어도 되냐고 물으신다면 단백질도 너무 많이 드시면 안 됩니다. (뭐든 너무 많이 드심 안 됩니다)

단백질도 당만큼은 아니지만 인슐린을 자극합니다. 그렇지만 당보다는 자유롭게 섭취하셔도 됩니다.

그럼, 고지(고지방)는 왜 해야 할까요?

그냥 생각하기에 저탄을 하면서 저지(저지방)를 하면 살이 제일 잘 빠질 것 같은데 말이죠. 그죠?

저탄저지는 저지방 식단입니다. 저지방식을 하면 어떻게 되는지는 지금까지 시도해본 숱한 식단에서 경험했을 거예요. 일단 닭가슴살 드셔야 하고요. (제가 닭가슴살을 싫어해서 이게 제일 먼저 떠오르네요) 배고파요. 이게 제일 문제죠.

배고픔은 폭식을 부릅니다. 머리에서 탄수를 불러들여요. 그럼, 식단 망하는 거예요.

저탄을 하면서 먹는 양이 확 줄었을 겁니다. 배가 고프죠. 그럼 그 비워진 탄수를 지방으로 채우는 거예요. 왜 하필 지방일까요?

지방은 인슐린 자극이 가장 적습니다. 아주 소량 자극한다고는 하지만 탄수화물에 댈 게 아니에요. 그리고 포만감이 있어서 폭식을 막아주고 입터짐*을 방지합니다.

저탄고지를 하면 총 섭취 칼로리가 확! 높아질 수 있어요. 근데요, 섭취 칼로리가 떨어지면 기초대사량도 같이 떨어지고요. 기초대사량이 떨어지면 점점 더 적게 먹어야 살이 빠지는 몸, 물만 먹어도 살찌는 몸이 됩니다.

지방을 먹는다고 그게 다 몸에서 지방으로 쌓이는 게 아닙니다. 오히려 지방을 먹어줘야 몸에 저장된 지방이 에너지로 쓰일 수 있는 마중물 역할을 하게 돼요. 일종의 시동을 걸어주는 역할을 하는 거지요.

한줄요약 해볼게요.

저탄고지 식단으로 인슐린을 자극하지 않으면 인슐린 저항성은 개선이 됩니다.

간헐적 단식은 왜 해야 하나요

인슐린 저항성은 당을 많이 먹는 것도 문제지만 자주 먹는 것도 문제가 됩니다. 당이 몸에 들어와서 인슐린이 나오면 몇 시간 뒤에는 인슐린 농도가 낮아져야 정상입니다. 그런데 계속 단 걸 먹으면 인슐린이 계속 나오겠죠. 못 쉬니까 망가지는 거예요.

예를 들어 하루 중에 먹는 시간 12시간 안 먹는 공복시간 12시간 이러면 균형이 맞습니다. 근데 아침을 8시에 먹고 점심 먹고 저녁 먹고 밤 11시에 야식을 먹으면 공복이 9시간으로 줄어듭니다. 균형이 깨져버려서 인슐린이 쉴 시간이 없어집니다.

우리 인간이 하루 세끼를 먹게 된 게 그렇게 오래되지 않았다고 해요. 때가 되면 밥을 먹어야 한다고 하는데 정말 배가 고파서 먹는지 아님 다들 먹으니까 습관처럼 먹는지 한번 잘 생각해보세요. 그런데 하루 세끼에 간식, 야식까지 챙겨 먹던 사람이 갑자기 간식, 야식 다 끊고 한 끼도 더 끊으려고 하면 배가 너무 고프고 에너지가 떨어지겠죠.

그래서 나온 게 '방탄커피'입니다.

왜 먹는지 알고 드셔야 해요. 그래야 방탄커피 먹고 살 쪘다는 이야기를 안 할 수 있습니다. 저는 가만 생각해보면 20~30

대에 아침에 배가 안 고픈 적이 많았어요. 울 엄니 아침 안 먹으면 큰일 나는 줄 알고 꼭 깨워서 먹이셨죠. 그때 먹지 말고 잠이나 잘 것을….

배가 안 고프다는 건, 아직 몸에 쓸 에너지가 남아 있다는 뜻입니다. 몸이 하는 얘기를 잘 들어보세요.

간헐적 단식과 저탄고지를 병행하면 가장 빠르고 확실하게 인슐린 저항성을 개선할 수 있어요.

개선된 걸 몸으로 알 수 있는 방법이 있습니다.

식욕이 잡힙니다.

식욕이 떨어진다고 말하지 않은 건 식욕이 떨어지진 않아요. 다만 뭔가 미친 듯이 먹고 싶고 안 먹으면 죽을 것 같고 이런 게 없어지고 배가 안 고프면 초콜릿도 돌처럼 볼 수 있게 됩니다. 식욕도 이 인슐린이 갖고 놀아요. 식욕과 인슐린이 관련이 있다니 놀랍지 않으세요? 저는 다 처음 듣는 이야기라 정말 재밌게 공부했답니다.

자, 시스템을 한번 볼까요?

1. 단 걸 먹습니다.

2. 인슐린이 나옵니다.

3. 처음엔 적당히 나오다가 당이 계속 들어오니 왕창 나옵니다.

4. 어랏! 근데 너무 많이 나왔네요!

5. 당을 너무 많이 잡아다가 세포에 집어넣었나 봐요.

6. 혈당이 떨어졌어요.

7. 뇌에서 말합니다. 주인아! 당 떨어졌다! 빨리 먹어라!!!

8. 그럼 우리는 배가 안 고픈데도 떨어진 당을 채워 넣어야 하니 달달한 걸 또 찾습니다.

9. 악순환의 무한 고리가 이렇게 이어집니다.

저는 비만 클리닉에 다닐 때 하라는 거 다 했고 먹지 말라는 거 안 먹었고 먹으라는 것만 먹었어요. 효과는 있었지만 그만두면 금세 다시 요요가 심하게 왔어요. 그런데 바보처럼 한번도 고민을 안 해봤어요. 그냥 제 의지가 문제인 줄 알고 자괴감에 빠졌었습니다. 병원에서 주는 식욕억제제도 먹으면 식욕이 확실히 떨어지지만 어쩌다 안 먹으면 사람이 무기력해지고 늘어지고 잠만 오는데 왜 그런지 물어보지 않았어요. 그냥 그런가 보다 했답니다. 이제는 그 이유를 알고 나니 얼마나 제 몸에 못할 짓을 했는지 정말 미안하기만 합니다.

아직도 공부할 게 많이 남았고 잘 모르겠는 부분도 많지만 계속 공부해보고 싶습니다.

저는 지금까지 18kg 가량 감량을 했지만 아직도 7~8kg 정도 더 감량해야 하는 진행형 다이어터입니다. 여전히 몸을 알아가고 있는 과정이라 음식재료로 이것저것 바꿔보고 먹는 시간도 바꿔보고 가공식품이 식욕에 영향을 주는지도 알아보고 있습니다. 저탄고지 시작한 지 2년이 넘었는 데도 늘 제 몸에 대해 궁금한 것 투성이입니다.

의사선생님도 모든 것을 다 아는 것은 아닙니다. 내 몸에 대해 관심을 가지고 병원에 가면 "이건 왜 이런 거예요?" "이건 또 왜 이렇습니까?" "제게 주시는 약이 어떤 작용을 하는 겁니까?"

등등 물어볼 줄 알아야 합니다. 내 몸이 하는 말을 잘 들어보시
길 바라요.

살 빼려면 알아야 하는 또 하나의 호르몬, 렙틴

그저 살 빼려고 시작했던 다이어트인데, 문득 정신 차려보니
공부를 열심히 하고 있네요.

다이어트 할 때 알아야 할 중요한 호르몬을 하나 더 가져왔
습니다. 뭐 호르몬은 굉장히 많습니다. 근데 우리가 다 알 필요
있나요? 다이어트에 중요한 거 두 개, 인슐린과 렙틴 정도 알면
되지 않을까 싶어요.

렙틴은 식욕 억제 호르몬입니다. 반가운 아군이네요!

저도 처음엔 그렇게 생각했습니다. 렙틴이 정상적으로 작동
할 때는 아군이지만 이 친구도 저항성이 생기면 슬프게도 완전
적군으로 돌아섭니다.

렙틴은 발견된 지 얼마 안 된 호르몬이에요. 이걸 처음 발견
했을 때 과학자들은 비만을 치료할 수 있는 궁극의 호르몬이
나왔다며 엄청 좋아했더랍니다.

근데 렙틴도 저항성이 있어요.

차근차근 설명드려볼게요.

인슐린 저항성을 설명드렸었어요. 인슐린이 너무 많아서 그 야말로 발에 치일 정도로 많이 나오니 몸에서 무시하는 현상을 '인슐린 저항성'이라고 말씀드렸는데 렙틴도 똑같습니다. 너무 많으면 몸에서 무시하고 말을 귀담아 안 들어요. 그래서 과학 자들이 비만인 사람에게 렙틴 호르몬을 주사했더니 상황이 더 나빠졌답니다.

렙틴은 지방세포에서 만들어집니다. 지방세포에서 나오는 렙 틴이 넘쳐나는 상태인데 거기에 더 주입했으니 완전 포화상태 가 되면서 내성이 생겨버린 거예요. 밥을 많이 먹어서 체중이 증가하게 되면 렙틴 호르몬이 나와서 우리 뇌에게 신호를 보냅 니다.

'고만 무라~~~마이 무따 아이가~~'

동시에 우리 뇌는 '체지방이 너무 과한데? 원래대로 돌려놔 야겠네?' 하고는 식욕도 떨어뜨리고 신진대사를 활발하게 돌려 서 체중을 원래대로 돌려놓습니다. 그런데 이건 렙틴이 정상일 때 이야기고요. 슬프게도 저항성이 생겨버리면 저런 작용을 못 합니다.

렙틴은 지방세포에서 나옵니다.
그럼 살이 많이 찐 사람은 지방세포가 많겠죠?

지방세포가 많으면 렙틴도 많이 분비됩니다.

그럼 저항성, 일명 내성이 생겨버립니다.

뇌가 렙틴의 신호를 듣지 못해요.

그럼 우리 뇌는
'아, 렙틴이 신호를 안 주는 걸 보니 더 먹어야 하나'
라고 생각하고 이런 명령을 내립니다.

"에너지 아껴야 하니 기초대사 떨어뜨려라~"

"더 먹어야 하니 식욕 올리고~"

"혹시 모르니 지방도 좀 저장하고~"

어머나 세상에, 이런 구조군요!

그럼, 우리 몸은 지방이 많은데 뇌의 명령으로 식욕이 돌아서 또 먹고, 또 체지방이 늘어나고, 렙틴은 더 많이 나오고, 또 살찌고, 이런 악순환의 무한 반복에 갇힙니다. 말만 들어도 무섭지 않나요? 인슐린 저항성이랑 비슷하죠?

렙틴 저항성을 만드는 요인이 아주 많다고 하는데 크게 3가지만 이야기하자면 이렇습니다.

◆ 만성 스트레스 ◆

현대사회를 사는 사람들이 스트레스가 없다면 그게 더 이상하지요. 일반적인 스트레스는 문제가 없는데 만성이 문제입니다. 제일 큰 게 수면 부족이에요. 지금 뜨끔하신 분 많이 계시죠? 6시간 이하로 계~속 자게 되면 만성 스트레스가 됩니다. 그때그때 잘 풀 수 있는 방법을 찾길 바랍니다.

독서, 운동, 음악 뭐든지 좋아요. 요즘 새벽기상이 열풍처럼 불며 유행하고 있는데 자기계발도 좋고 다 좋지만 새벽기상 할 거면 일찍 잠자리에 들어 적당한 수면시간을 지키는 게 살 빠지는 지름길입니다.

◆ 나쁜 탄수화물 과잉섭취 ◆

탄수화물도 종류가 많이 있습니다. 여기서 나쁜 탄수화물이

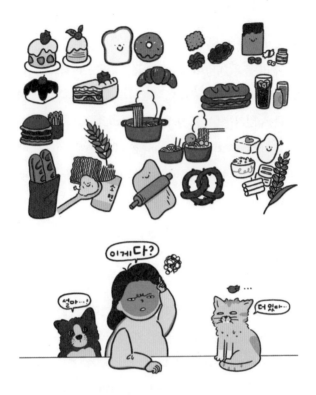

란 인슐린을 갑자기 확 올리는 정제된 탄수화물이나 설탕 같은 걸 말합니다. 말하고 보니 설탕도 정제 탄수화물이네요.

정제된 탄수화물이라고 하면 제일 먼저 어떤 게 떠오르나요? 밀가루가 있겠고, 갈고 빻고 한 가루류, 그 가루로 만든 음식들을 생각해보면 됩니다. 밀가루로 만든 빵, 과자, 케이크, 쿠키, 수제비, 칼국수, 떡볶이 등등. 쌀가루로 만든 떡도 정제 탄수화물에 속하지요. 내 사랑 밀가루….

평생 먹지 말라는 건 아니고 상황이 개선될 때까지는 딱! 끊어야 상황이 더 빨리 좋아집니다. 제가 정말 이것저것 많이 먹어봤는데요. 밀가루 맛을 대체할 수 있는 식품은 없습니다. 밀가루 식품은 밀가루로 하는 게 가장 맛있어요. 슬프지만 인정합니다. 그래서 죽을 때까지 끊을 수는 없겠지만 최소한 내 몸이 정상이 될 때까지는 맘 독하게 먹고 끊어내야 합니다. 저도 그렇고요.

◆ 인슐린 저항성 ◆

인슐린과 렙틴은 사촌 호르몬이라고 해요. 하나가 나빠지면 다른 하나는 더 나빠진다고 해요. 그래서 인슐린 저항성이 있으면 렙틴 저항성도 있다고 보면 됩니다. 인슐린 저항성이 개선되면 렙틴 저항성도 개선이 되는데 제대로 된 식단을 하고 푹 잘 자면 인슐린보다 렙틴이 더 빨리 개선된다고 합니다.

기타로, 염증반응 때문에 렙틴 저항성이 생긴다고 말하는 분도 있어요. 염증반응이라는 건 저탄고지하는 분들도 자주 들을 텐데요. 결국 안 좋은 걸 많이 먹어서 몸속에 나도 모르는 염증이 많은 상태를 말해요. 이 염증반응을 해결하는 방법도 역시 탄수와 당을 줄이고 좋은 음식을 잘 챙겨 먹는 겁니다.

렙틴 호르몬 수치는 병원에서 검사가 가능해요. 저는 해본 적은 없지만 저탄고지 시작 전에 검사했으면 100% 렙틴 저항성이 있었을 것 같습니다. 수치 12가 정상이라고 하고 이보다 낮으면 식욕이 폭발하는 상태, 높으면 저항성으로 인해 또 식욕이 폭발하는 상태이니 너무 낮은 것도 높은 것도 다 안 좋습니다.

결국 렙틴 저항성을 개선하는 방법도 인슐린 저항성을 개선하는 방법과 거의 같습니다. 스트레스 조절 잘 하고 잘 자고 탄수화물과 당 줄이고 적당히 운동하고 좋은 지방 많이 먹는 거요. 조금 먹고 운동 빡세게 해도 제가 누누이 말씀드리지만 빠지긴 빠져요. 그렇지만 다시 요요가 옵니다. 왜냐면 평생 할 수 있는 방법이 아니기 때문이에요.

저탄고지요? 저탄고지도 식단 안 하면 또 야금야금 살쪄요. 그래서 저탄고지 식단도 해보시고 나와 잘 맞다 생각되면 평생 라이프 스타일로 가져가는 게 좋지 다이어트 할 때만 잠깐 했다가 일반 식단으로 돌아가면 다시 요요가 오는 게 당연합니다. 물만 마셔도 살찐다고, 의지 부족이라고, 이번 생은 망했다고 자책하지 마시고, 우리가 호르몬을 홀대하고 있지는 않은지 잘 생각해보면 좋겠습니다.

케톤이란

아마 케톤이라는 말이 어색하실 텐데요, 임신 중에 임신성 당뇨(임당)에 걸려본 분들은 케톤산증이 오면 위험하다는 이야기를 한 번쯤 들어봤을 거예요. 저는 이렇게 비만인데도 운 좋게도 임당은 걸리지 않았습니다. 제가 저탄고지한다고 할 때 주위에서 "그거 케톤 높아지면 위험한 거 아니에요?" 하는 분이 계셔서 케톤을 어떻게 아시는지 여쭤보니 임신성 당뇨일 때 병원에서 들었다고 하더라고요. 당뇨가 있으면 케톤산증이라고 하는 혈액 내 케톤 수치가 너무 높아 문제가 생기는 상태를 일으킬 수 있습니다.

그럼, 케톤이 뭔지 알아볼게요.

지식백과를 찾아보니 너무 어렵게 나와서 제가 이해한 대로 설명해보겠습니다.

우리 몸은 에너지를 돌리는 방식이 두 가지가 있습니다. 탄수화물을 분해해 나오는 '포도당'으로 에너지를 내는 방식과 지방을 분해해 나오는 '케톤'으로 에너지를 내는 방식입니다. 그런데 포도당은 쉽게 에너지로 바꿀 수 있기 때문에 혈액에 포도당이 있으면 몸은 그냥 그거 쓰지 굳이 지방을 분해하지 않아요. 포도당은 지갑, 케톤은 예금이나 적금으로 설명하면 쉬울까요?

지갑은 척척 열어도 예금 적금 해지하려면 귀찮으니까 지갑에 있는 돈부터 쓰잖아요. 그런 개념입니다. 암튼 케톤은 지방이 분해돼야 나옵니다. 제가 처음 키토제닉 식단을 시작할 때 가장 궁금했던 것이 내 몸에 케톤이 나오고 있는 케토시스 상태인가? 아닌가? 하는 점이었어요. 예민한 사람들은 기계로 측정을 안 해도 대충 짐작을 한다는데 저는 둔해서 그런지 전혀 모르겠더라고요. 그래서 알아보니 케톤을 측정할 수 있는 방법이 크게 세 가지가 있었습니다.

혈액 측정, 입김(호흡) 측정, 소변 측정이에요.

저는 기계를 구입했습니다. 호흡과 소변은 케톤이 에너지원으로 쓰이고 나면 나오는 부산물을 측정하는 거고요, 혈액 측정은 현재 혈액 내에 있는 케톤을 측정하는 겁니다. 하지만 이 케톤이 지금 막 지방이 분해되어 뿜뿜 나오고 있는 건지 아니면 에너지로 사용되고 남은 케톤이 측정되는 건지는 알 수가 없어요. 그러니 수치에는 큰 의미를 안 두셔도 됩니다.

참고로 혈중 측정기는 케톤 스트립(측정 시험지)이 무척 비싼 편입니다. 최근에는 점점 저렴해지고 있지만 구입하려면 할인 기간을 잘 이용하는 게 좋아요. 저는 한 번 쓸 때마다 손 달달 떨면서 아껴 쓰고 있어요. 처음에 채혈을 못해서 심호흡을 20번씩 하고도 결국 못해서 남편한테 해달라고 했답니다. 지금은 심호흡 5번쯤 하고 혼자 채혈합니다.

저탄고지를 시작하고 1년쯤 지난 어느 주말 아침, 어쩌다 보니 남편 옆에서 측정을 하게 됐어요. 문득 남편 (탄수인 - 일반식을 먹는 사람) 케톤 수치가 궁금해서 한번 측정해 봤습니다. 속으로 두근두근했어요~ 탄수 먹는데 수치가 나랑 비슷하면 어쩌나… 하고요. 근데! 0.1 그냥…. 케톤 없는 거나 진배없어요. 우유에 달달한 시리얼 말아먹고 바로 측정한 거라 아마 몸속에서 포도당이 춤을 추고 있었을 겁니다. 역시 비교 대상이 있으니 믿음이 가더라고요.

자, 이제 혈액 측정 수치가 어떤 걸 뜻하는지 알아봅시다.

단위는 mmol/L(밀리몰)입니다. 보통 0.3 정도 나오면 일단은 키토시스 상태라고 봅니다. 저는 보통 측정하면 1.3~1.6이 나오는 것 같아요. 최근 5.0을 보고는 기계가 고장 난 줄 알고 깜짝 놀랐던 기억이 있습니다. 평소 수치보다 엄청나게 높았거든요.

그렇지만 수치가 높다고 살이 더 많이 빠지는 건 아닙니다. 사람마다 살이 잘 빠지는 수치가 다 달라요. 예민한 사람들은 수치가 너무 높이 올라가면 심장이 두근거리고 어지러움도 느낀다고 해요. 그럴 때는 꿀 한 스푼 정도 먹어서 당을 좀 넣어줘야 그런 증상들이 가라앉는다고 합니다. 저는 5.0일 때도 아무 증상 없었습니다. 역시 둔하긴 한가 봐요. 사람인지 곰인지 모르겠어요.

케톤 수치가 높다는 게 늘 좋지만은 않은 게 지방이 잔뜩 분해는 됐는데 에너지 대사가 좋지 않아 제대로 쓰이지 못하고 혈액 내를 떠돌고만 있다는 뜻일 수도 있기 때문입니다. 수치에 연연하지 않아도 됩니다.

이 케톤이라는 게 사람마다 편안하게 느끼는 수치가 다 다릅니다. 그 수치를 찾아가면 나중에는 군이 측정해보지 않아도 조절할 수 있는 능력이 생긴다고 하는데 저는 한동안 측정기는 사용할 것 같아요. 비싸서 매일은 못하고 어쩌다 탄수를 먹으면 다음날 궁금해서 한번씩 해보는 정도입니다.

임신성 당뇨에 걸린 분들이 걱정하는 케톤산증은 수치가 무지하게 높아요. 일반적인 분들은 웬만해서는 아니 거의 대부분은 케톤산증까지 가지 않습니다. 키토시스 상태가 되면 숨만 쉬어도 체지방이 분해된다고 해요. 그게 아주 미약할지라도 분해가 되고 있는 것과 그렇지 않은 것은 시간이 쌓이면 결과가 달라지겠죠.

저도 아마 평생 탄수식과 키토식을 왔다갔다 반복할 거예요. 그렇지만 막 먹는 게 아니라 늘 생각하면서 먹으려고 합니다.

어려운 이야기가 많이 있지만 대충 이 정도만 아서도 무리 없을 거라 생각합니다.

간헐적 단식

간헐적 단식 많이 들어보셨죠? 아마 저탄고지에 조금이라도 관심이 있었거나 다이어트에 관심이 있었다면 한 번 정도는 들어보셨을 거예요. 인슐린을 안정화시키는 방법을 언급하면서 간헐적 단식을 이야기했었습니다.

일단 단식이라는 단어에 대해 거부감을 갖고 계신 분들이 많을 거예요. 저탄고지 그거 배 안 고프게 살 뺄 수 있다더니 결국 또 굶는 거냐, 하실 수 있습니다. 너무 이해합니다. 저 역시 그랬거든요.

단식과 기아는 다릅니다. 단식은 내 의지로 안 먹는 거고 기아는 먹고 싶은데 먹을 게 없어서 못 먹는 상태입니다. 그거나 그거나 둘 다 굶는 건데 뭐가 다르냐 할 수 있지만 우리 뇌에서 다르게 받아들입니다. 정신이라는 게 참 무섭지요.

간헐적 단식이란

단식은 이 시간이 끝나면 먹을 수 있다는 확신이 있어서 그
다지 초조하지 않아요. 물론 공복을 견디기는 쉽지 않지만요.

그럼, 간헐적 단식은 왜 해야 하나요?

막 뿜어져 나오는 인슐린을 잠재우는 가장 좋은 방법은 당을
적게 먹거나 아예 음식을 안 먹거나 둘 중 한 가지입니다. 근데
탄수화물이나 당을 적게 먹는 건 솔직히 처음에 좀 힘들어요.
음식마다 이건 탄수화물, 이건 당, 이건 먹어도 되고 이건 안 되
고… 계속 생각해야 하거든요.

그래서 그냥 안 먹는 게 가장 속 편합니다.

간헐적 단식은 꼭 저탄고지를 하는 사람이 아니어도 효과가
있다고 해요. 하지만 이미 인슐린 저항성이 생긴 분은 저탄고
지 식단을 병행해야 효과가 빠르게 나타납니다. 이걸 어떻게
아냐면요, 제가 저탄고지 하기 전에 그냥 간헐적 단식만도 해
봤거든요.

아침에 아이들 밥 차리면서 저까지 밥을 먹으면 너무 바빠서
그냥 안 먹거나 차라리 그 시간에 잤기 때문에 자연스레 간헐
적 단식이 됐었어요. 하면 좋다 하니 해봤는데 뭐 감량이 된다
든가 식욕이 잡힌다든가 하는 건 저에게는 없었습니다. 그런데

저탄고지를 하며 폭발적인 효과를 봤어요. 공복이 아닌 시간에 먹는 음식도 정말 중요하다는 걸 다시 한번 깨달았지요.

아! 그리고 또 하나! 오토파지(Autophagy)라고 하는 자가포식 작용을 도울 수 있습니다. 자가포식은 쉽게 말해 죽은 세포를 다른 세포가 자체적으로 다시 흡수해서 몸에 필요한 에너지를 만들거나 다른 기관의 재료 생성으로 사용하는 걸 말해요. 한마디로 세포 재활용, 몸의 자체적인 정화작용입니다.

약간 다른 이야기지만 한 가지 덧붙이자면, 지방세포가 늘어난 사람은 세포수가 줄지 않기 때문에 살을 빼도 금세 돌아온다고 알고 계실 거예요. 그렇지만 한 번 생긴 지방세포가 죽을 때까지 평생 가는 게 아니라 생이 다하면 사라지고 다시 만들어지고 합니다. 그러니 난 이미 살이 쪄서 지방세포수가 늘어났으니 다이어트가 소용없다는 생각은 내려놓아도 됩니다.

다시 간헐적 단식으로 돌아와볼게요.

간헐적 단식의 종류로 12:12, 16:8, 20:4, 5:2 등의 숫자를 본 적 있으실 거예요. 저는 처음에 이게 그렇게나 아리송했답니다. 안 그래도 수학 싫어하는데 웬 숫자? 하면서 자세히 안 봤어요. 그러나 복잡할 것도 없습니다.

- 12시간 단식 + 12시간 동안 식사 2~3끼   ⇨   12:12
- 16시간 단식 + 8시간 동안 식사 2끼   ⇨   16:8
- 20시간 단식 + 4시간 동안 식사 1끼   ⇨   20:4
- 5일은 평상시처럼 먹고 2일은 1끼 먹는 ⇨ 5:2

이렇게 보면 됩니다.

보통 16:8을 가장 많이 하는데요, 하루 세끼 꼬박 챙겨먹는 사람은 이것도 힘들어요. 12:12부터 하면 됩니다. 그러면 이 숫자들은 뭘 근거로 이렇게 나눈 걸까요? 보통 마지막 식사 후 12시간이 지나야 지방이 분해되기 시작합니다. 간에 저장됐던 당까지 다 쓰는 시간을 보통 12시간으로 보는 거죠.

12시간 이후부터 지방을 분해하기 시작해요. 그러니 12:12는 현상 유지에 유리하고 감량을 원하면 16:8 이상이 좋겠죠.

16:8 단식에서 8시간 동안 보통 2끼를 가장 많이 먹는데, 3끼를 먹어도 됩니다. 공복시간에는 낮 12시 전에 물, 커피, 코코넛 오일 등을 먹을 수 있습니다. 단식 중인데 어떻게 먹을 수 있냐 하실 거예요. 단식을 규정하는 기준을 크게 두 가지로 볼 수 있습니다. 칼로리와 인슐린입니다.

우리가 일반적으로 알고 있는 단식은 물만 허용이 되죠. 물 외에 칼로리가 있는 음식이 들어가면 단식이 깨진다고 보는 사람도 있고, 인슐린을 자극하지 않으면 단식 중이라고 생각하

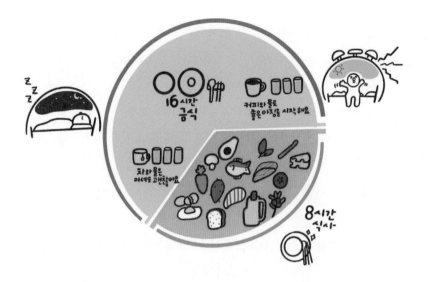

는 사람도 있습니다. 저탄고지 식단에서는 인슐린의 활동 유무가 중요하고, 간헐적 단식의 이유가 인슐린 저항성을 고쳐보려는 방법이므로 커피나 코코넛 오일 등은 먹어도 된다고 허용됩니다. 그래서 오전 중에 공복감을 줄이려고 방탄커피를 마시는 거예요. 영양제도 어느 정도는 괜찮습니다.

아침을 건너뛰는 단식의 경우, 보통 낮 12시부터 저녁 8시까지 먹으면 되는데 8시 전에 식사가 끝나야 해요. 8시 이후에는 물, 차, 코코넛 오일 등을 먹을 수 있고 배가 고프면 그냥 잡니다. 빨리 잡니다. 야식 먹지 않아요. 식후 4시간 이후에 자는 게 좋기 때문에 11시에 잔다면 7시 이전에 식사를 마쳐야겠죠.

아침, 점심을 먹고 저녁을 건너뛰어도 됩니다. 본인의 상황과 생활 패턴을 참고해서 아침 공복이나 저녁 공복을 선택하면 되는데 수면시간은 꼭 포함해야 합니다.

12시간이니 16시간이니 하는 건 일반적으로 그렇다는 거고 사람마다 맞는 시간이 달라요. 예를 들어 평소 저탄고지 식단을 하면 단식 시간이 짧아도 저장된 포도당이 적으니 금세 소진되고 지방이 분해가 되겠죠. 근데 탄수화물 식단, 특히 저녁에 탄수화물을 잔뜩 먹으면 12시간보다 더 길게 단식 시간을 가져야 해요. 그래서 탄수화물이 먹고 싶을 땐 차라리 점심때 먹고 저녁에는 조심하는 게 좋습니다.

저녁에는 인슐린 민감성이 높아집니다.

해외 자료를 찾아보면 간헐적 단식을 하면서 저탄고지 식단도 함께하면 몸무게가 엄청 잘 빠진다고 나와 있지만 다른 건 몰라도 감량 몸무게는 사람마다 아주 많은 차이가 있을 수 있습니다. 아마 시작 초반에는 깜짝 놀랄 정도의 감량을 기대해 볼 수 있을 테지만 시간이 지나면 그렇게까지 감량이 되지는 않아요. 약간 과체중에서 시작했는지 완전 고도비만에서 시작했는지도 차이가 있습니다. 다만 저탄고지 식단과 간헐적 단식을 병행했을 때 가장 큰 감량 효과를 볼 수 있다고 설명하고 있어요. 저도 동의합니다.

저탄고지와 간헐적 단식을 잘하고 있는데도 효과가 미비하면 과거에 어떻게 살았는지를 생각해보면 됩니다. 저처럼 여러 번의 다이어트와 요요로 몸이 엉망진창이 되었으면 당연히 효과가 느리게 나타납니다. 그럴 때는 조금 빡세게 탄수화물을 줄여주고, 어느 정도 진행하면서 감량이 잘 되고 식욕이 잡히고 나면 다시 탄수화물을 조금 늘려도 됩니다.

탄수화물을 아예 안 먹고는 살 수 없어요. 저도 초반 2~3개월까지는 밥을 아예 안 먹었는데 지금은 끼니마다 조금씩 챙겨 먹고 있어요.

아침을 꼭 먹어야 하는 분에게는 12:12로 시작했다가 공복시간을 점점 늘리는 걸 추천드립니다. 처음부터 16:8은 힘들 수 있어요. 그럼 점심에 폭식합니다. 먹고 눈물 나요. 아침에 배가 너무 고프면 방탄커피나 사골국 같은 걸로 공복을 약간 달래거나 뭔가에 몰두해서 열심히 하면 공복을 좀 잊을 수 있어요.

나중에 말씀드리겠지만 가벼운 걷기나 공복 운동도 좋습니다. 그 배고픈 시기가 지나가면 방탄커피의 도움 없이도 공복을 지나가게 됩니다. 무작정 굶는 게 단식인 줄 알고 무턱대고 시작했다가 건강을 해치거나 탄수화물에 대한 갈망만 더 높일 수 있습니다.

내 몸에 시간을 충분히 주고 차차 적응하길 바랍니다.

간헐적 단식 시 공복감을 이겨내는 방법 4가지

간헐적 단식 시 공복감을 이겨내는 방법을 몇 가지 말씀드리려고 해요. 먼저 전제되어야 할 조건이 있습니다.

나한테 맞는 단식 시간을 찾으세요. 생활 패턴이 사람마다 다르기 때문에 누구는 12:12, 누구는 16:8, 누구는 5:2, 이렇게 자신에게 맞는 패턴이 다 다릅니다. 저는 16:8이나 17:7, 18:6 등 상황 봐서 골라가며 하고 있어요. 단식 시간이 나와 맞지 않으면 배가 너무 고파서 집중력이 떨어지고 감정의 기복으로 애들을 잡도리하게 됩니다.

최악은 폭식입니다. 2~4주 정도면 적응이 되지만 서로 괴로우니 편한 단식 시간을 찾아보시길 바랍니다.

단식을 도와주는 다이어트 보조제는 드시지 마세요. 약도 있고 식품도 있는데요, 저는 둘 다 먹어봤습니다. 물론 쭉쭉 살이 빠지고 공복 때문에 괴롭지는 않지만 몸무게는 곧 다시 돌아와요. 특히 약은 향정신성 의약품으로 분류되는 거라서 먹어서 좋을 게 없습니다.

지금까지 하루 세끼를 꼬박꼬박 거의 다 챙겨먹었을 거예요. 저는 어릴 때부터 아침 안 먹으면 죽는 줄 알고 진짜 잘 챙겨먹었어요. 근데 처음에 겁도 없이 16:8부터 시작했지요. 12:12부터 천천히 늘릴 것을, 다행히도 공복감에 막 몸부림치는 일 없이 비교적 무난하게 적응했답니다. 아마도 요 몇 년 늦게 자고 늦게 일어나는 나쁜 습관이 생긴 덕분에 아침을 건너뛰는 게 익숙해져서 그랬던 것 같아요. 그런데 주위 분들 보면 공복 때 너무 힘들어하더라고요. 저도 가끔은 아침부터 배가 고픈 날이 있어요. 그럴 때 사용했던 방법들을 알려드릴게요.

◆ 첫째, 방탄커피 마시기 ◆

일단 방탄커피의 탄생기를 알면 이해하는데 도움이 될 거예요. 《최강의 식사》를 쓴 데이브 아스프리가 처음 고안한 커피입니다. 간헐적 단식 시 떨어지는 에너지를 보충하기 위해 커피 + 버터 + MCT 오일을 조합해 만든 커피에요. MCT 오일은 코코넛 오일에서 몸에 빨리 흡수되는 지방산만 추출해낸 무색무취의 오일입니다.

처음부터 많이 먹으면 복통, 설사를 유발할 수 있으니 주의해야 합니다. 1티스푼 정도씩 적게 시작해서 차차 늘리세요. 저도 거의 2주에 걸쳐 적당한 양을 찾았는데 약 2작은술 정도 됩니다. 저는 변비가 있어서 방탄커피 마시면 화장실을 잘 가요.

2큰술씩 먹어도 아무렇지 않은 사람도 있습니다만 꼭 적은 양에서 차차 늘려가길 추천합니다. 마시고 외출했는데 밖에서 배 아프면 진짜 대참사 납니다.

◆ 둘째, 물, 그냥 커피, 차 종류 마시기 ◆

물은 제한 없이 많이 마셔도 좋습니다만 벌컥벌컥보다는 미
온수를 한 모금씩 자주 마시는 게 좋습니다. 한 번에 벌컥 들이
키면 화장실만 자주 가고 몸에 흡수가 잘 안 됩니다. 다만 혹시
라도 현기증이 생기는 분은 소금을 같이 섭취하세요. 단맛이
없는 탄산수를 마셔도 좋아요. 근데 위장을 자극할 수 있으니
위가 예민하면 자제하는 게 좋습니다. 물에 레몬을 띄워서 마
시면 더 좋고요.

건강에는 냉수보다는 미지근한 물이나 요새 음양탕이라고
하는 거 많이 마시는데 찬물 반, 뜨거운물 반 섞어서 마시는 걸
음양탕이라고 한대요. 해독에 좋아요.

꼭 방탄커피가 아니더라도 사실 저는 그냥 커피를 마셔도 좀
포만감이 있습니다. 커피를 마시면 최소 30분~4시간까지 포만
감이 유지된다고 해요. 차 종류를 드셔도 좋습니다. 다만 커피
도 차도 이뇨작용을 하고 과하게 마시면 코티솔이라는 스트레
스 호르몬을 자극한다고 하니 적당히 하루 1~2잔 정도면 좋습
니다. 커피나 차 종류를 마시면 물을 더 많이 마셔야 합니다. 디
카페인 커피도 괜찮습니다. 설탕이 안 들어간 생강차, 계피차,
도라지차 같은 종류도 식욕을 떨어뜨리는 데 도움이 됩니다.

주의할 사항은 방탄커피든, 그냥 커피든, 디카페인 커피든 너

무 이른 시간에 마시는 건 지양합니다. 가끔 새벽 기상하는 분들이 새벽 5~6시에 방탄커피를 마시는 경우가 있습니다. 아침 기상 즈음에는 몸에서 우리가 활동을 할 수 있게끔 여러 가지 호르몬을 내보내서 몸을 예열하는 과정을 거쳐요. 너무 이른 시간에 커피를 마시면 몸이 부대낄 수 있습니다.

◆ 셋째, 식사시간에는 단백질과 지방 잘 챙겨 먹기 ◆

단백질은 인체 대사를 잘 돌아가게 해서 활기차게 만들어줍니다. 그래서 빼먹지 말고 챙겨 먹는 게 좋습니다. 그렇지만 역시 과하면 인슐린을 자극합니다. 적당히 먹는 게 제일 좋아요. 적당히가 어렵지만요.

저탄고지 식단에서 권장하는 하루 단백질 양을 몸무게에 따라 계산하는 법이 있긴 하지만 사람마다 배부른 정도가 다 다르기 때문에 큰 의미가 없습니다. 만약 배가 너무 고파서 단백질을 좀 많이 먹겠다 하면 간헐적 단식 시작 후 한두 달 정도만 바짝 그렇게 먹으면 됩니다. 그 뒤에도 배고프면 어떡하냐고요? 만약 제대로 간헐적 단식을 하고 식사 시간에 식단을 잘 따른다면 약 2주 아니면 그보다 더 빠르게 식욕이 잡힙니다. 자연스럽게 양이 줄어들어요. 더 먹고 싶어도 못 먹게 되는 경험을 할 수 있게 됩니다. 저 한 번만 믿어보세요. 무슨 약 파는 사람 같지만 약 파는 거 아닙니다.

지방을 많이 먹으라는 건 포만감이 좋아서입니다. 꼭 고기로만 섭취할 수 있는 건 아니에요. 아보카도, 연어, 엑스트라 올리브 오일, 자연 치즈 등에서 섭취 가능합니다. 고기 물려서 못 먹겠으면 여러 가지 지방으로 돌려 먹으면 됩니다만 햄, 소시지, 스팸 등 가공식품은 안 됩니다.

◆ 넷째, 차전자피 가루 먹기 ◆

이건 정말 효과도 좋아서 많이 권하고는 있지만 맛이 흙탕물을 마시면 딱 이런 맛일 거예요. 아니면 연필심을 물에 탄 맛이랄까요. 먹으라는 거여 말라는 거여 싫으시죠? 차전자피 판매자님들께는 죄송합니다만 솔직한 제 느낌입니다.

차전자피는 질경이씨의 껍질 부분입니다. 물을 흡수하는 성질이 있어서 조금만 먹어도 배가 안 꺼져요. 미숫가루처럼 생겼습니다. 아침 공복에 찬물에 타서 마셔도 되고요, 식전에 한두 스푼 물에 타서 마시고 식사를 하면 식사량을 줄일 수 있습니다. 더불어 매일 아침 화장실에서 아나콘다를 만나게 될 거예요.

주의할 점은 흡습 성질이 너무너무 좋아서 물을 많이 마셔주지 않으면 몸에 있는 수분도 끌어갑니다. 물먹는 하마만큼 많이 마셔야 해요. 또 꼭 무조건 찬물에 타서 섞자마자 바로! 마시지 않으면 묵처럼 굳어서 삼킬 때 더 괴롭습니다. 좀 쉽게 먹으려면 환을 구입하거나 빨대를 이용해서 최대한 혀에 안 닿게 꿀떡꿀떡 삼키면 됩니다. 가루로 된 건 먹기가 좀 힘들지만 키토 베이킹에 사용할 수 있으므로 편하게 선택하면 됩니다.

저는 간헐적 단식을 시작한 지 벌써 2년 반이 다 되어가는데요. 장기간 해도 부작용이 없을까 궁금해졌습니다.

대부분의 간헐적 단식에 대한 자료를 보면 긍정적인 측면이 많기는 한데 장기로 연구된 게 아니라 아직도 계속 연구 중이라고 하네요. 제 생각에는 자기 상황과 건강 상태에 맞게 본인이 잘 조절하면 될 것 같습니다. 그리고 성장기 청소년, 임산부, 모유 수유 중인 분, 기저질환이 있는 분 (특히 당뇨병), 어린이들은 함부로 간헐적 단식을 덥석 시작하면 안 됩니다. 당뇨약을 먹으면서 간헐적 단식을 하면 저혈당이 될 수 있으니 주의하세요. 꼭 담당 의사선생님과 상의 후에 진행해야 합니다.

16:8이니 12:12니 하는 숫자에 너무 연연하지 마시고 유연하게 해야 오래할 수 있어요. 강박적으로 시간을 따지면 역시 스트레스 호르몬이 나오고 그럼 단식 안 하느니만 못하는 상황이 됩니다. 오늘 못했으면 내일 하고, 내일도 못하면 그다음 날 하고 그러면 됩니다. 꼭 저탄고지식을 병행하지 않아도 건강에 도움이 되니 어떻게 하면 좋을지 고민해보기 바라요.

식단이 중요해요

—

사실 저탄고지는 식단이 가장 중요합니다. 그 중에서도 좋은 지방을 섭취하는 것이 핵심이에요. 아마 저탄고지를 처음 시작하거나 아니면 주위에 누군가가 하는 걸 본 적이 있는 분들은 이런 이야기도 한 번쯤 들어보셨을 것 같습니다.

"저탄고지하면 콜레스테롤 높아진대!"

진짜? 어우, 이런 소리 무섭죠. 저도 초반에 들어보고 혹시나 내가 선택한 식단이 문제가 있는 건 아닌지 이런저런 자료를 많이 찾아봤었어요. 의학 전문가가 아니고 평범한 일반인인 우리가 콜레스테롤에 대해 알고 있는 게 어떤 게 있을까요?

아, 저는 이거 딱 하나 알고 있었어요.

'콜레스테롤이 높으면 심혈관계 질환이 생긴다.'

저희 친정아버지는 고혈압, 동맥경화 뭐 이런 거 다 갖고 계시고, 심근경색도 왔었고, 심장에 스텐트 시술도 불가능해서 허벅지에서 혈관을 잘라 심장에 연결하는 대수술을 받으셨는데요. 아버지 유전자를 몰빵당한 딸로서 저도 심혈관계 쪽으로 문제가 생길까 봐 좀 예민합니다. 친할머니도 심장마비로 돌아가셨으니 가족력이거든요. 그런데 저탄고지를 하면 콜레스테롤이 높아진다고? 겁이 덜컥 났어요.

그렇다고 제가 알고 있던 그 사실이 진짜 사실인지 아닌지 의심을 해본 것도 아니었어요. 그래서 저탄고지 공부하면서 많은 책들과 자료를 찾아봤는데, 이게 아닐 수도 있더라고요.

저탄고지하면 콜레스테롤 수치가 올라간다?!

일단, 콜레스테롤이 우리 몸에서 어떤 작용을 하는지 알아볼까요?

콜레스테롤은 먹어야 생기는 게 아니라, 우리 몸에서 자체적으로 매일 만든다고 해요. 거의 간에서 만든다고요.

우리 몸은 왜 콜레스테롤을 만들까요? 뭔가 중요한 일을 하니까 만들겠지요.

콜레스테롤은 **우리 몸의 세포벽을 만듭니다.** 세포벽이 몇 개나 되는지 잘 모르겠지만 엄청 많겠죠?

두 번째, **성호르몬을 만듭니다.** 콜레스테롤 수치가 너무 떨어지면 성욕이 감퇴합니다.

세 번째, **뇌, 신경 등 모든 것을 만드는데 사용됩니다.**

네 번째, **비타민D의 합성을 돕습니다.** 콜레스테롤이 없으면 햇빛을 아무리 쐬어도 비타민D는 안 만들어집니다.

다섯 번째, **몸속의 염증을 낮춰줍니다.**

여섯 번째, **담즙을 만드는 재료로 사용됩니다.** 담즙은 장에서 지방을 소화시키는데 사용됩니다.

그럼, 이 콜레스테롤은 어디에서 만들어낼까요? 우리가 먹는 걸로 섭취하지 않아도 간에서, 뇌에서, 각 세포에서도 콜레스테롤을 만들어냅니다. 간에서 가장 많이 만든다고 해요. 이 콜레스테롤은 지방세포 속에 있다가 에너지원으로 사용하려고 지방이 분해되면 콜레스테롤과 중성지방의 형태로 뿅! 하고 나오게 됩니다. 우리가 저탄고지를 하면 지방 분해가 활발해지면서 몸속에 콜레스테롤과 중성지방의 농도가 진해지는데, 그에 대한 설명이 될까요?

보통은 수치가 일시적으로 높아졌다가 시간이 지나면 안정화됩니다. 저탄고지 식단을 시작한 후 얼마 안 있어 건강검진을 했는데 콜레스테롤 수치와 중성지방 수치가 이전보다 높아졌다고 너무 걱정하지 않으셔도 된다는 뜻입니다.

콜레스테롤도 종류가 있나요

네, 있어요. 콜레스테롤은 보통 HDL과 LDL로 구분을 합니다. HDL은 좋은 콜레스테롤, LDL은 나쁜 콜레스테롤이라고 흔히들 이야기하는데, LDL 수치가 높아지면 병원에서 약을 처방하는 단계까지 가게 되죠. 그렇지만 LDL도 다 나쁜 게 아니라고 해요. 산화되거나 해서 변형된 LDL이 있는데 이게 혈관을 돌아다니면 혈관에 상처를 냅니다. 이게 가장 문제입니다. HDL이나 LDL이나 모두 몸에서 맡은 일이 있어요. 둘 다 없으면 안 됩니다. 좋다 나쁘다 말할 수 있는 게 아니에요.

HDL과 LDL을 간단하게 설명해볼게요.

LDL은 간에서 만들어진 콜레스테롤을 싣고 혈관에 문제가 생긴 곳에 보수하러 가는 운송수단이라고 생각하면 되고요, HDL은 보수 마치고 퇴근할 때 타는 퇴근 차량이라고 생각하면 되겠어요. 혈관에 상처나 염증이 많으면 LDL이 출동해야 할 일이 많이 생기겠죠?

이는 저탄고지 식단으로 인해 LDL이 늘어난 거라기보다는 그동안의 나쁜 식생활로 생긴 염증들 때문입니다.

유튜브
〈닥터조의 건강이야기〉

콜레스테롤이 높으면 심혈관계 질환이 생기나요?

음, 이건 아직도 많은 논란이 있습니다. 일단 저탄고지 쪽에서는 콜레스테롤과 심혈관계 질환은 관계가 없다고 이야기하고 있지만 어떤 의사분들은 절대적으로 맹신하는 분들도 계십니다. 《지방의 역설》이라는 책을 보면 앤설 키스라는 과학자가 포화지방을 때려잡은 이유가 포화지방이 콜레스테롤을 높이고 콜레스테롤을 높이면 심혈관계에 문제가 생긴다고 해서 이런 오해가 생겼습니다. 책에서는 그때 했던 연구와 발표된 연구들이 모두 조작되거나 엉터리였다는 이야기를 증거를 들어가며 조목조목 반박하고 있어요.

그럼에도 불구하고 무섭죠. 저도 저탄고지 처음 할 때 친정 엄마가 엄청 걱정하셨어요. 제 설명을 들으니 이해는 가는데 먹는 걸 보면 쟤 저렇게 먹다 죽는 거 아닌가 싶으셨대요. 우리는 기름 먹으면 혈관 막혀서 죽는다고 알고 있잖아요. 근데 전반대로 18kg이 빠졌고, 지금은 유지하고 있는데 이건 어떻게 가능할까요? 우리가 상식이라고 알고 있는 지식들에 대한 의심을 한 번쯤 해보는 것도 좋다고 생각합니다.

그럼, 콜레스테롤은 왜 높아질까요?

달걀이나 새우는 콜레스테롤이 높다고 알려져 있죠. 이런 거 많이 먹는다고 콜레스테롤이 높아지는 건 아닙니다. 콜레스테롤 수치가 높아지는 이유는 여러 가지가 있을 수 있습니다. 담즙을 만드는데 콜레스테롤이 사용되어야 하는데 담낭(일명 쓸개)을 제거해서 콜레스테롤이 사용될 일이 없어 몸속에 많이 남아 있을 수도 있고요, 지방을 분해하려면 담즙이 필요한데 오랜 채식으로 담즙이 잘 안 나오거나, 저탄고지 식단으로 지방분해가 활발해져서 지방세포에 갇혀 있던 콜레스테롤이 세상 밖으로 나왔다든지 여러 요인이 있을 수 있습니다.

저는 솔직히 사람마다 적당한 콜레스테롤 수치가 모두 다르다고 생각합니다. 몸이 다 다른데 어떻게 일괄적으로 수치를 통일시킬 수 있는지 잘 모르겠어요. 그리고 콜레스테롤의 수치가 심혈관계 질환과 상관관계가 많이 없다면 약을 처방받아서 수치를 무작정 떨어뜨릴 게 아니라 왜 높은지 원인을 먼저 찾는 게 맞다고 생각합니다. 수치가 너무 높거나 너무 낮은 건 무조건 문제가 있으니 적당함을 유지하는 게 좋겠죠.

자, 이제 콜레스테롤 수치를 개선할 수 있는 방법과 먹으면 좋은 음식들을 알려드릴게요.

콜레스테롤이 높으면 일단 여러모로 피곤합니다. 병원에서 바로 약을 권할 거예요. 있는 겁 없는 겁 다 주면서 진짜 큰일 난다고 하면서 말이죠. 솔직히 저는 아직 콜레스테롤 수치는 괜찮아서 약을 먹어본 적은 없습니다만 약 드시는 분들은 유명한 약을 드실 거예요. 제약업계의 스테디셀러가 있습니다. 제가 의학 전문가가 아니니 뭐라 할 수는 없지만 정녕 약밖에 답이 없는 것인지 참 속상하더라고요.

콜레스테롤에 관련된 여러 영상들을 찾아봤는데요, 대부분 콜레스테롤이 높은 이유를 포화지방의 과다 섭취라고 하면서 지방 섭취를 줄이라고 하더라고요. 저는 그 말이 반은 맞고 반은 안 맞는다고 생각해요.

제 기준은 평소 식단입니다. 평소에 정제 탄수화물(떡, 빵, 면 등) 위주의 식단을 하고 있으면서 포화지방을 많이 섭취한다면 그야말로 고탄고지를 하는 겁니다. 그럼 문제가 생기는 게 확실합니다. 정제 탄수화물을 많이 먹으면 몸이 산화되고 염증이 많아집니다. 라면, 밀가루, 설탕 범벅 빵류, 백미 등 모두 정제 탄수화물입니다. 콜레스테롤도 높고 염증도 많고 산화도도 높으면 당연히 건강에 문제가 생기겠죠.

반면 저탄을 하면서 탄수화물의 종류를 비정제 탄수화물로 바꿔서 먹으면 일단 염증과 산화도가 많이 내려가요. 콜레스테롤도 일시적으로 높아졌다가 다시 내려가고요. 근데 저탄을 하면 필연적으로 포화지방을 많이 먹게 될 수밖에 없거든요. 탄수화물로 얻던 에너지양이 줄어드니 지방으로 보충을 해줘야 기초대사량이 떨어지지 않습니다.

포화지방 식품의 포화지방이 문제라면 저탄고지하는 사람들의 대부분이 심혈관계 질환으로 무진장 고생을 해야 하는데 사실은 그렇지 않으니 포화지방이 콜레스테롤을 높인다는 말에 백 퍼센트 동의는 못하겠어요. 순수한 제 의견입니다.

자, 어쨌든 콜레스테롤이 너무 높아도 너무 낮아도 둘 다 안 좋은데 보통은 높아서 문제가 생긴다고 하니 이걸 약 안 먹고 개선할 수 있는 방법을 알아봅시다.

간은 콜레스테롤로 담즙을 만듭니다. 담즙은 지방을 분해하는 물질이라고 말씀드렸어요. 만들어진 담즙은 담낭(쓸개)에 고여 있다가 지방을 먹으면 소장으로 가서 지방을 분해합니다. 근데 분해하고 거기서 장렬히 전사하는 게 아니라 다시 간으로 재흡수돼요. 콜레스테롤로 만든 담즙이 간으로 다시 돌아가지 않고 배출되면 수치가 좀 낮아지겠죠.

물론 배출되고 나면 간에서 콜레스테롤을 또 만들긴 합니다. 보통 대변으로 나가는데 그러려면 담즙을 잘 끌고 나갈 음식을 먹어야 합니다. 섬유질을 먹어야 하는데 거칠거칠한 일반 나물에 들어 있는 섬유질은 담즙을 잘 끌어당기지 못하고 소장 대장을 그냥 프리 패스로 통과하므로, 물에 잘 풀어지는 수용성이면서 좀 끈끈하게 흡착력이 좋은 걸 먹어줘야 합니다.

이런 게 뭐가 있을까요?

저는 이 두 가지 조건을 듣자마자 떠오른 식품이 하나 있었어요. 바로 차전자피입니다. (맛만 좀 좋으면 매일 먹을 텐데요)

차전자피는 탄수화물이 없는 식이섬유입니다. 저탄고지인들에게도 좋은 변비약입니다. 저도 변비가 있어서 일주일 넘게 먹어봤는데요, 효과는 좋지만 장기 복용은 못하겠더라고요. 차전자피, 실리엄 허스크(psyllium husk) 다 같은 말입니다.

저는 차전자피 가루를 저탄고지용 베이킹(일명 키토 베이킹)을 하려고 샀다가 효능도 같이 알게 됐습니다. 정말 맛이 이루 형언할 수가 없어요. 쓴 것도 아니고 느끼한 것도 아니고 그냥 흙탕물 맛입니다. 제 입엔 한약보다도 맛이 없었어요. 게다가 물에 타 놓으면 금세 묵처럼 됩니다. 자기 무게의 40배까지 물을 흡수하거든요.

또 어떤 게 있을까요?

네, 해조류 좋아요. 다시마, 김, 미역 같은 해조류입니다.

곡류 중에는 백미 말고 보리가 좋다고 해요. 보리는 혈당은 천천히 올리지만 탄수 함량은 일반 쌀과 비슷해서 저탄고지를 하면 너무 많이 먹는 건 자제하되 소량은 가능합니다.

결국 콜레스테롤을 낮추는 법도 다 마찬가지입니다. 잘 자고, 스트레스 줄이고, 정제 탄수화물 섭취 줄이면 LDL이 변형

되는 일이 줄어듭니다. 콜레스테롤이 많은 음식을 안 먹는다고 수치가 낮아지지 않아요. 먹는 게 줄어들면 간에서 더 많이 만들고, 먹는 게 많아지면 간에서 좀 덜 만듭니다. 새우니 달걀이니 맛있는 거 못 먹는 괴로움에 빠지지 말고 평소 식습관을 다시 돌아보면 좋을 것 같아요. 저도 저 냉장고에 있는 차전자피 먹어야 하는데 용기가 안 나네요. (관계자님들, 그거 맛있게까지도 안 바라고 어떻게 좀 먹을 수만 있게 개발해주세요~)

저탄고지 식단의 장점을 알아볼까요

이게 사실 제일 궁금하실 텐데 말이에요. 좋은 점이 있으니까 지금까지 제가 유지하고 있겠죠?

저는 정확히 2020년 4월 20일부터 저탄고지를 시작했습니다. 어쩌다 보니 현재까지도 하고 있습니다. 체중 감량은 정체기와 오르락내리락 또 정체기를 거치면서 18kg을 감량했고 앞으로 더 감량해야 하는 상태입니다. 저탄고지, 그렇습니다. 탄수화물 적게 먹고 좋은 지방은 많이 먹는 식단입니다.

호르몬이고 단식이고 다 제치고 식단이 제일 중요하긴 합니다. 저는 간헐적 단식과 동시에 시작했지만 저탄고지 식단을 병행하시면 더 큰 효과를 볼 수 있어요.

식단을 시작하기 전, 저의 고질적인 문제점은 크게 3가지였습니다.

요요의 무한 반복

빼고 나면 빼기 전보다 더 많이 쪘어요. 건강에 안 좋은 건 둘째치고 나 자신에 대한 실망감이 깊어지는 부작용은 덤입니다.

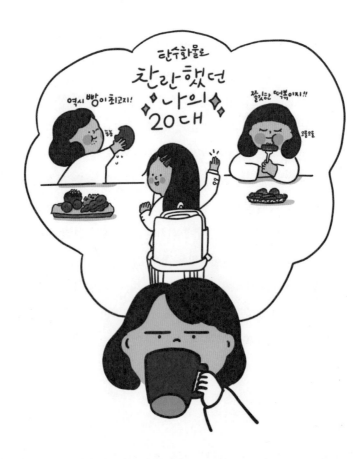

탄수화물 중독

제 별명은 20대 내내 빵실이었습니다. 제 이름이 연실이거든요. 빵을 너무너무 사랑했고 특히나 떡볶이에 환장했어요. 다행히 단 음식을 즐기지는 않았지만 면, 떡, 빵 등 정제 탄수화물 중독이 확실했어요. 지금도 물론 좋아하지만 자제할 수 있습니다. 빵이나 면을 먹으면서 '나는 그래도 초콜릿이나 사탕은 안 먹잖아' 하면서 자신을 위로했는데 몸속에 들어가면 다 똑같다네요. 주인이 무식해서 몸이 고생을 많이 했어요.

물만 먹어도 살찌는 체질

"그런 체질이 어딨냐? 너가 몰래 먹는 게 있겠지" 하는 분들 계시지요? 저도 그렇게 말했었는데요, 인슐린이 고장 나면 그런 몸이 만들어집니다.

저 예전에도 많이 먹진 않았던 것 같은데 무척 억울했어요. 많이 먹고 찌면 억울하지나 않지요. 이때는 인슐린의 개념을 몰라서 호르몬 때문에 그렇다는 생각 자체를 못했습니다. 지금 생각해보면 저는 완전 200% 인슐린 저항성이 있었어요. 더 빨리 깨달았으면 좋았을걸 내 몸한테 너무 미안해요.

인슐린에 문제가 생기면 제한선이란 게 없이 살이 계속 찝니다. 도장 깨기 하듯이 몸무게가 계속 올라가는 신기한 경험은 살면서 안 해도 되는 경험이랍니다.

이랬던 제가 저탄고지를 해야겠다고 맘먹은 건 다큐멘터리를 봐서도 아니고 책을 봐서도 아니었습니다. 우연히 유튜브에서 한 채널을 알게 되어 영상을 보다가 그분이 책을 내셨더라고요. 읽어보니 저탄고지에 베이스를 두고 있는 개념이었어요. 처음에는 그 책에 있는 레시피로 시작했습니다. 어차피 코로나로 집콕인데 직접 못 해먹을 이유가 없었어요. 속으로 이런 생각을 했습니다.

'지금처럼 시간이 많은데도 내 몸을 챙길 수 없으면 앞으로도 나는 계속 못할 테니 핑계 대지 말고 해보자!'

그렇게 호기롭게 시작했는데 처음 한 20일 동안은 몸무게가 꼼짝도 안 하는 거예요. 다만 식욕은 좀 잡히는 것 같았고 무엇보다 배가 고프지 않고 크게 힘든 점이 없어서 계속 진행을 했어요. 그리고 20일이 지나고 약 열흘 동안 2kg이 순식간에 빠지고 그다음 달까지 약 두 달 동안 6kg 감량에 성공합니다.

시작한 날부터 캠핑 간 날 빼놓고는 하루도 안 빠지고 체중을 재봐서 확실합니다. 저에게 저탄고지는 처음에 굉장히 쇼킹한 식단이었어요. 그동안 제가 알아왔던 다이어트 식단에 정확하게 역행해서 가는 식단이었거든요.

기존에 알던 걸 다 부수고 다시 시작하려니 너무 혼란스러워서 책을 읽으면서 공부하기 시작했어요. 영상들도 미친 듯이 찾아보면서요. 저탄고지 식단의 장점을 찾아보면 많은 포스팅과 영상이 있을 거예요. 그중에서 제가 진짜 느꼈던 것들만 말씀드릴게요.

제가 느낀 장점은 5가지입니다.

◆ 단기간에 감량이 가능합니다 ◆

저처럼 30kg씩 빼야 하는 사람 말고 약 5~6kg만 좀 뺐으면 하는 사람들에게는 더없이 좋은 식단이에요. 속전속결로 결과를 보고 싶은 분들에게는 속 시원하게 빠지는 결과를 볼 수도 있습니다. 물론 예전 식단으로 돌아가면 야금야금 다시 찝니다. 저처럼 왕창 빼야 하는 사람은 마음을 좀 내려놓고 평생 라이프스타일로 가져가겠다는 마인드로 시작을 해야 좋습니다. 약 3~4개월 지나면 감량 속도가 더뎌지기는 합니다.

◆ 식욕이 잡힙니다 ◆

특히 탄수와 당 중독인 분들은 약 2주 정도만 딱 탄수와 당을 끊으면 정말 본인이 느낄 수 있어요. '아, 내가 가짜 배고픔이 많이 없어졌구나. 먹을 걸 조절할 수 있게 됐구나!' 억지로 의지로 참지 않아도 '저걸 안 먹으면 미칠 것 같아!' 하는 마음이 정말 많이 잡힙니다. 저는 살 빼는 것보다 솔직히 이 식욕 잡는 게 목표였어요. 근데 생각보다 금세 잡혀서 놀랄 수도 있어요.

주의사항이 있다면 식단을 하다가 내가 탄수화물을 이렇게 줄였는데 요 정도는 괜찮겠지 하면서 달달한 커피 한 잔, 애들 과자 몇 개, 초콜릿 한 조각 이렇게 먹으면 하루 종일 식단 한 게 도로 아미타불 됩니다. 평생 못 먹는 게 아니라 처음 시작하는 2주 동안 타이트하게 해야 입에서 단맛도 빼고 인슐린을 진정시켜서 식욕을 안정화시켜주니 처음엔 철저하게 하는 게 중요합니다.

◆ 방귀가 줄어듭니다 ◆

갑자기 훅 치고 들어와서 당황하셨죠? 과거 저는 방귀쟁이였습니다. 급 방귀 커밍아웃해서 죄송합니다. 저탄고지 식단을 하면 속 더부룩함도 줄어들고 방귀도 줄어듭니다. 어느 순간 생각해보니 제가 방귀를 잘 안 뀌고 있더라고요. 요거 좀 신기했습니다.

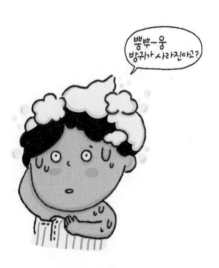

나름 이유를 찾아봤더니 장내 염증이 많이 좋아졌을 수 있다고 하네요. 늘 속이 더부룩하고 아랫배가 한 짐인 분들 솔깃해 하셔도 됩니다. 가끔 치팅을 하면서 탄수화물을 많이 먹으면 어김없이 방귀가 다시 시작되는 걸 보면 식단이 영향을 주는 게 확실한 것 같아요.

◆ 뱃살이 빠집니다 ◆

방귀가 줄어들면 아랫배 나옴도 줄어듭니다. 배가 들어갑니다. 처음에 막 감량이 시작될 때 보통 다른 다이어트는 얼굴부터 빠지잖아요? 근데 저탄고지 식단은 내장지방부터 빠지기 때문에 배부터 들어갑니다. 그래서 남들은 잘 모를 수 있지만 나 스스로 배가 들어가는 걸 느낄 수 있을 정도로 뱃살이 빠집니다. 앉는 게 편해지고 속옷 끼임이 줄어듭니다. 나만 아는 그 불편함을 여성분들은 아실 거예요.

◆ 위염이 사라졌어요 ◆

저탄고지 식단을 하고 약 6개월 만에 건강검진을 했습니다. 결혼 이후로 건강검진을 거의 매년 했습니다. 저는 거의 10년 이상 위염이 항상 결과에 나왔어요. 그 당시 수면 내시경 후 깨어났을 때 의사선생님께서 해주신 말씀에 저는 그날 하루 종일 기분이 좋았답니다. 수면내시경에서 막 깨서 정신이 없을 때였는데 의사선생님께서 저 위장, 식도, 뭐 어디 할 것 없이 깨끗하다는 거예요. 그래서 제가 비몽사몽간에도 "저는 10년 이상 위염이 있던 사람인데 무슨 말씀이세요?" 하고 다시 물었더니 의사선생님께서 도로 되물으시더라고요.

"그러셨어요? 어쨌든 지금은 깨끗합니다."

세상에….!!!!! 저는 위염이 점점 발전해서 위염의 종류도 많아지고 있었고, 역류성 식도염까지 거의 매년 나오는 상황이었거든요. 당시에는 읽은 책이 적어서 위염이 저탄고지로 좋아졌는지 확실하지 않았는데 전년과 달라진 점은 식단을 바꾼 것밖에 없으니 저는 식단 때문이라고 굳게 믿고 있습니다. 나중에 읽은 책에서 위염에도 효과가 있다는 걸 보고는 역시나! 했습니다. 그때 결과가 너무 신기해서 다시 재차 확인하고 남편한테 전화하고 막 그랬네요.

보통 위염의 이유가 스트레스, 짠 음식, 과식, 음주, 흡연 등이라는데 저는 거기에 해당하는 게 하나도 없었음에도 늘 해마다 심해지고 있었거든요. 의사선생님께 여쭤봐도 현대인은 스트레스가 원인이라며 그냥 다 갖고 있다 하시길래 나도 평생 친구처럼 위염과 같이 살아가야 하는구나 했었는데 이게 없어질 수도 있다는 걸 그때 처음 알았습니다. 지금 생각해도 정말 놀랍습니다.

다른 좋은 점들도 많지만 위의 5가지 이유만으로도 저는 저탄고지를 계속할 이유가 충분합니다.

다른 분들은 살 빠지는 건 물론이고 여드름도 많이 좋아진다고 해요. 여드름도 결국에는 몸속 염증 때문에 나타나는 건데 염증이 많이 없어지거든요. 머릿속이 뿌옇고 집중력이 떨어지는 브레인 포그 현상도 개선이 된다고 하는데 요즘 제가 책을 많이 읽어낼 수 있는 게 집중력이 좋아져서 그런 게 아닌가 하는 생각도 듭니다.

저탄고지 식단에는 장점만 있을까요? 분명 단점도 있습니다.

저탄고지 식단에도 단점이 있어요

제가 말씀드리는 단점은 의학적인 측면이 아니라 저탄고지 식단을 생활로 가져왔을 때 느꼈던 단점입니다. 직접 겪은 것도 있고 주위 사람들에게 들은 것도 있어요. 몇 가지 모아봤는데 한번 보세요.

◆ 식비가 많이 듭니다 ◆

집집마다 사람마다 조금 다를 거예요. 외식을 하거나 배달음식을 먹기가 힘드니 그 비용이 줄어들지만, 지방 섭취로 인한 고기 구입 비용이 상대적으로 높아집니다. 저탄고지를 하면서도 외식과 배달음식을 많이 먹으면 식비가 많이 나오는 게 당연하겠죠. 그리고 요즘은 국내 제품들도 종류가 다양지고 있지만 여전히 해외 직구 제품의 비율이 높은 편에 속합니다. 앞으로 저탄고지를 하는 인구가 더 늘어나고 수요가 많아지면 국내에서도 구할 수 있는 제품이 더 많아질 거라고 생각해요.

한 번 사두면 굉장히 오래 먹을 수 있기는 하지만 초반에 구축 비용이 좀 나갑니다. 한 방에 몽땅 구입하려 하지 말고 하나씩 하나씩 구입하는 것도 방법입니다.

◆ 식사 준비 시간이 오래 걸립니다 ◆

이 부분도 집집마다 다를 것 같아요. 1인 가정이나 아직 배우자와 단둘이 단출히 살고 온 가족이 저탄고지식으로 먹는다면 음식을 한 번만 해서 그냥 먹으면 됩니다. 그렇지만 저처럼 성장기 아이들이 있거나 저탄고지 식단을 하지 않는 남편이 있거나 하면 식사 준비를 두 번씩 해야 해서 시간이 두 배로 들어갑니다. 가족들 것 제 것 따로 준비해야 하니까요. 그나마 올해는 코로나 때문에 제가 집에 있는 시간이 많아지면서 요리 시간에 스트레스를 좀 덜 받았고, 초반에 엄격하게 하던 식단과 달리 약간의 비정제 탄수화물을 더하고 있는 요즘 같은 시점에서는 요리 한 번으로 퉁치는 경우가 생깁니다.

저는 요리를 즐기는 편이 아니어서 제 음식은 거의 대부분 한 그릇 요리입니다. 냄비나 프라이팬 하나로 끝내고, 거기에 쌈 야채나 김치 정도 곁들이는 식으로 식단이 단순합니다.

◆ 외식, 배달음식 선택이 어렵습니다 ◆

저는 최근에는 밖에서 먹게 되면 대충 먹을 수 있는 걸 골라 먹고, 배달음식도 좀 골라서 먹습니다. 그렇지만 저탄고지 초반에는 그게 좀 어렵습니다. 엄격하게 하는 게 좋거든요.

일단 어떤 걸 먹을 수 있고 어떤 걸 먹을 수 없는지 잘 모르고, 돌발 상황에 준비가 안 되어서 당황하는 경우도 있어요. 만약 내가 선택할 수 있는 상황이라면 외식은 주로 고기를 구워 먹거나 (양념 고기는 NO!!) 해산물류를 먹거나 탕류 (설렁탕, 도가니탕 등을 밥 말지 말고 국물까지 싹 먹기) 등을 먹으면 됩니다.

선택권이 없다면 밥 양을 줄이고 탄수 없는 걸로 잘 골라먹어야 합니다. 그런데 골라먹으려면 음식에 대한 기본적인 이해가 있어야 하기 때문에 평소에 공부를 해야 합니다. 그리고 혹시나 배고플지 모르니 스틱 치즈나 올리브 오일처럼 간단히 지방을 늘릴 수 있는 간식들을 챙겨 다니는 것도 좋습니다.

지금은 이렇게까지는 안 하지만 저도 초반에는 스틱 치즈와 아이 물약통에 넣은 올리브 오일이 외출 가방에 항상 있었어요. 배달음식은 피자와 치킨을 놓고 본다면 피자보다는 치킨이 낫고, 프라이드와 양념 치킨 중에서는 프라이드가 낫고, 튀긴 치킨과 구운 치킨이 있으면 구운 치킨을 먹고, 지방을 추가로 먹어주는 게 좋습니다. 프라이드는 껍질이 탄수화물이고 튀김기름이 오메가6가 많은 식물성 기름이라서 구운 치킨이 더 낫습니다.

◆ 진입장벽이 높습니다 ◆

이 부분은 처음에 좀 당황스러웠어요. 제 다이어트 인생 중에서 이렇게 공부를 많이 해본 적이 없습니다. 그런데 저탄고지 하려면 하기 전이나 시작한 후나 무조건 책 읽고 공부를 해야 실패 확률이 떨어져요. 안 그러면 도중에 그만두기 십상이에요. 저탄고지를 하며 읽으면 도움 되는 책들은 뒤편에 부록으로 정리했습니다.

책 읽는 게 싫으면 유튜브 영상이라도 보고 저탄고지의 기저 시스템이 어떻게 작용하는지 이해를 해야 여러모로 도움이 되고 장기적으로 실천할 수 있습니다. 공부를 해두면 살면서 손해 볼 일은 없습니다.

◆ 다른 다이어트와 비교해 감량 속도가 느립니다 ◆

앞서 말했던 장점 부분과 맞물리는 부분인데요. 저탄고지를 하면 초반 한두 달 사이에 깜짝 놀랄 정도로 빠르게 감량이 됩니다. 그 감량 속도에 속으면 안 돼요. 초반에 빠지는 건 몸 안에 당이 붙들고 있던 수분이 빠지면서 감량이 되는 거라 수분 무게라 생각하면 됩니다. 그래서 저칼로리 다이어트를 길게 여러 번 했던 분들은 저탄고지 초반에 몸이 밸런스를 맞추느라 오히려 증량이 되기도 합니다. 거기다 커피를 평소에 물보다 많이 마시거나 물처럼 마셨던 분들도 저탄고지를 하면 초반에 증량됩니다. 커피도 탈수를 일으키는데, 역시나 저탄고지로 밸런스를 맞추는 과정에서 증량이 된다고 해요.

저도 초반 두 달 동안 6kg이 빠졌고 그 후 넉 달 동안 6kg이 빠졌으니 감량 속도가 확실히 느려졌죠. 처음에는 정체기가 와서 너무너무 초조하고 스트레스를 받았는데 다시 생각해보면 한 달에 1kg만 빠져도 1년이면 12kg 감량이고 한 달에 2kg이 빠지면 1년이면 24kg 감량입니다.

저는 길게 가기로 마음 먹었기 때문에 한 달에 1~2kg씩만 감량해서 목표 체중까지 쭉 갈 계획이에요. 그나마 이것도 제 계획이지, 내 몸이 그렇게 하도록 허락해주지 않으면 안 되기는 합니다.

조급한 마음이 살을 꽉 붙잡고 안 놓아주는 것 같은 느낌이 들 때도 있습니다. 뭐 무슨 득도한 것 같지만 저도 인간인지라 맘이 막 조급할 때도 있어요. 그때는 속으로 되뇝니다.

한 달에 1kg, 1년에 12킬로그램, 안 빠지면 버텨보기!

◆ 기름기로 인한 설거지 스트레스가 있어요 ◆

저는 그래도 식기세척기가 있어서 기름에 대한 스트레스가 좀 적은 편이에요. 물론 식기세척기에 안 되는 식기들은 손 설거지를 해야 하는데 확실히 미끄덩거리는 느낌이 있어요.

식기보다는 가스레인지와 후드가 엄청 빨리 지저분해져서 아주 자주 닦아줘야 하는 걸 느낄 수 있었고, 기름 요리할 때 유증기가 후드에 붙으면서 후드 청소 기한이 당겨졌어요. 가스레인지는 뭐 거의 항상 기름 바다입니다. 이 정도는 감당해야죠.

◆ 키토플루, 키토래쉬, 탈모, 두통 등을 동반할 수도 있습니다 ◆

제가 왜 '동반할 수도 있다'라고 말씀드렸냐면요. 안 겪고 넘어가는 분도 많기 때문이에요. 저는 운 좋게도 키토플루, 키토래쉬, 두통 등은 안 겪었습니다.

위의 증상들은 모두 저탄고지 시작 후 보통 3개월 이내에 겪는 증상들입니다. 먼저 키토플루는 키토제닉과 플루(감기)의 합성어에요. 꼭 감기처럼 겪는 증상입니다. 두통은 키토플루의 증상 중 하나입니다.

키토플루의 원인은 우리 몸이 탄수화물을 연료로 돌리다가 지방을 연료로 돌리려니까 적응하느라 힘들어서 그런 거라고 해요. 일종의 탄수화물 금단증상이기 합니다. 증상과 극복 방법에 대해서는 다시 말씀드릴게요.

키토래쉬는 몸에 발진이 나는 걸 말합니다. 저탄고지 식단은 몸의 염증반응을 줄여줘서 원래 있던 염증도 없어져야 하는데 키토래쉬가 왜 생길까요? 우리 몸에 들어온 중금속이나 환경호르몬이 제대로 해독되지 못하면 우리 몸은 급한 대로 지방세포에 일단 가둬둡니다. 그런데 저탄고지를 하면서 지방이 분해되면 갇혀 있던 중금속이나 환경호르몬이 튀어나오게 되겠죠.

일시적으로 농도가 짙어지면 반응으로 몸에 발진이 일어난다고 해요. 역시 일정 시간이 지나고 저탄고지 열심히 하면 상황이 좋아지지만 너무 가렵거나 힘들면 꼭 병원에 가보라고 합니다. 키토래쉬도 뒤에서 자세히 다뤄보기로 할게요.

탈모는 보통 저탄고지 시작 후 3개월쯤 지나면 부족해진 탄수화물로 인해 생길 수도 있다고 하는데 저는 솔직히 3개월 때는 멀쩡했어요. 한 5개월 차 정도부터 저도 머리가 많이 빠지기 시작한 것 같은데 가을이 되어서 털갈이 비슷한 걸 하는 건지 아니면 저탄고지 식단으로 인한 탈모인지는 아직도 원인을 모릅니다. 아니면 나이로 인한 탈모일 수도 있습니다. 탈모에 좋은 영양제를 열심히 챙겨 먹었더니 탈모는 잘 잡혔습니다. 그래서 제가 저탄고지는 그야말로 탄수화물을 적게 먹는 거지 정말 끊지 말라고 자꾸 말씀드리는 거예요.

어째, 쓰다 보니 장점은 5가지였는데 단점은 7가지로 단점이 더 많네요. 당황스럽습니다. 이게 아닌데….

그럼에도 불구하고 저는 저탄고지가 잘 맞습니다.

장단점을 잘 비교하여 본인이 감당할 수 있는지 없는지 생각해보세요.

키토플루의 원인과 증상 및 예방법

저탄고지 식단의 단점을 이야기하면서 키토플루를 짧게 말씀드렸었죠. 다시 설명하면 키토제닉(저탄고지)과 플루의 합성어로, 저탄고지 식단 초기에 나타나는 감기 증상입니다.

키토플루는 우리 몸의 대사가 탄수화물로 돌리는 대사에서 지방으로 돌리는 대사로 변환하는 과정에서 몸이 적응하며 나타나는 증상입니다. 대표적인 증상으로는 두통, 속 메스꺼움, 열, 오한, 기타 증상으로 짜증, 구역질, 설사, 수면장애 등이 있습니다. 말만 들으면 무시무시하죠?

이런 키토플루는 제대로 저탄고지를 시작했을 때 아주 초반

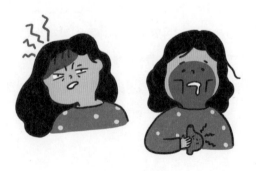

에 발생한다고 해요. 발생하면 약 일주일 정도 지속되는데 그 이후에는 점차 좋아집니다. 모두 겪는 건 아닙니다.

저는 너무나도 다행히 겪지 않고 넘어갔습니다. 탄수화물을 갑자기 확! 끊었다고 생각했는데 지금 와서 식단을 돌아보니 서서히 줄여가고 있었더라고요. 그래서 비교적 몸이 적응을 잘 했었나 봅니다. 제가 저탄고지 초반에 평소와 조금 달랐던 건 눈꺼풀 떨림이었어요. 소금을 잘 챙겨 먹고 호전되었습니다. 꽤 오랫동안 별일 없이 괜찮았는데 식단 한 지 2년이 다 되어가는 시점에 다시 눈꺼풀 떨림이 시작되어 마그네슘을 챙겨 먹기 시작했더니 말끔히 없어졌어요.

키토플루는 사람마다 나타나는 증상과 강도, 기간이 모두 제 각각입니다. 저탄고지를 시작하기 전에 어떤 음식을 주로 먹었고, 어떤 다이어트를 했고, 얼마나 장기간 했는지 등등 이전 생활로 인한 몸 상태와 관련이 있기도 합니다.

또, 사람마다 예민함이 다르기 때문에 심하게 겪는 사람도 있

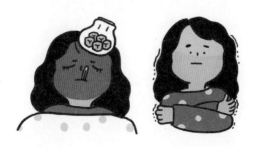

고 저처럼 모르고 넘어가는 사람도 있습니다. 하루 종일 구토를 해서 죽다 살아났다는 분도 있고 두통으로 꽤 고생했다는 분도 있습니다. 안타깝게도 저탄고지를 해보기 전에는 본인이 어떤 키토플루를 겪을지는 전혀 알 수가 없습니다. 다만 알고 겪으면 이 또한 지나가는 것을 알기에 좀 더 여유로운 마음으로 지낼 수 있겠죠.

그럼, 키토플루가 오기 전 예방하는 방법, 이미 와서 해결할 수 있는 방법을 알아볼게요. 먼저 예방법입니다.

◆ 탄수화물을 천천히 줄입니다 ◆

너무 급작스럽게 줄이면 아무래도 몸이 놀라겠죠. 갑자기 밥을 안 먹거나 하지 마시고 천천히 차츰차츰 줄입니다. 몸이 적응할 시간을 줍니다.

◆ 지방 양을 천천히 늘립니다 ◆

평소 지방을 많이 안 먹던 사람이 갑자기 먹으면 변이 묽어지거나 설사를 할 수 있으니 역시 몸이 적응하도록 (담즙이 잘 나오도록) 천천히 지방량을 늘려줍니다.

◆ 소금과 미네랄 섭취량을 늘립니다 ◆

탄수화물은 우리 몸에서 글루코스(일명 포도당)와 글리코겐으로 분해가 되어 즉각적인 에너지로 글루코스를 사용하고 글리코겐은 간과 근육세포에 저장합니다. 이 글리코겐은 수분과 함께 저장이 되는데 저탄으로 인해 몸에 저장되어 있는 글리코겐이 줄어들게 되면 수분도 함께 빠집니다. 그리고 그 수분이 빠질 때 전해질도 함께 배출됩니다. 때문에 소금과 종합 비타민을 잘 챙겨 먹어야 합니다.

저탄고지 식단은 싱겁게 먹으면 안 됩니다. 저탄고지하면서 저염식을 하면 저세상 간다는 말도 있는데, 농담으로만 들으시면 안 되는 이유입니다.

◆ 물을 많이 마십니다 ◆

커피나 차는 탈수를 유발하므로 그냥 물이 제일 좋습니다. 물에 소금을 타서 마시면 일석이조지요.

◆ 약간의 운동을 합니다 ◆

격렬한 운동 말고 가볍게 걷는 정도의 운동을 말합니다. 컨디션을 좋게 유지합니다. 아이러니하게도 떨어진 컨디션을 끌어올리기에는 몸을 움직여 주는 게 가장 좋습니다.

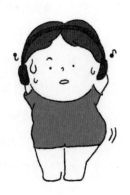

◆ 스트레스를 줄입니다 ◆

만병의 근원이 스트레스라고 하죠. 스트레스라는 것이 인간 관계나 신체적인 노동에서 발생하기도 하지만 잠을 너무 적게 자거나 수면 시간이 들쑥날쑥한 것도 몸 입장에서는 엄청난 스트레스입니다. 독서, 음악 감상, 지인과의 즐거운 대화, 숙면, 가벼운 운동 등 나만의 스트레스 해소 방법을 찾아보세요.

이렇게까지 했는데도 키토플루가 심하고 기간이 길어진다면 다른 방법을 써보세요.

탄수화물 섭취량을 일시적으로 조금 늘려보는 거예요. 탄수화물을 조금 늘렸다가 키토플루 증상이 호전되면 다시 천천히 낮추는 거죠. 떡, 빵, 면 같은 것 말고 비정제 탄수화물로 된 음식을 좀 먹어줍니다. 감자, 당근, 단호박, 고구마, 현미 등이 비정제 탄수화물이 많이 포함된 재료들입니다.

그래도 안 되면 약을 먹습니다. 두통이나 속 메스꺼움 등이 너무 심하면 버티지 않고 병원도 가고 약도 먹습니다. 컨디션 저하로 짜증이 나는 건 약이 없지만 약으로 해결되는 건 미련하게 참지 말고 얼른 약을 드시길 권해요.

키토플루를 검색해보면 저탄고지 부작용이라고 많이 뜹니다. 제 개인적인 생각으로는 부작용이라기보다는 몸이 대사를 바꾸는 과정에서 일어나는 명현현상(瞑眩現象)이라고 볼 수 있을 것 같아요. 장기간에 걸쳐 나빠진 몸이 좋아지면서 나타나는 일시적인 증상입니다. 솔직히 저는 심하게 겪지 않아서 그 고통이 어느 정도인지는 잘 모릅니다. 아마도 탄수화물을 천천히 줄여서 안 겪고 넘어간 듯해요. 저탄고지를 시작하고 키토플루를 겪으면서 '아, 난 저탄고지랑 안 맞네! 역시 부작용이 있구나!' 라고 쉽게 그만두지 말고 미리 공부하면 현명하게 대처해서 꾸준히 식단을 이어갈 수 있으리라 생각됩니다.

키토플루는 한 번만 겪는 게 아닙니다. 저탄고지 잘 하던 분도 치팅 후 다시 클린한 식단으로 들어가면 아주 약하게 키토플루를 또 겪기도 합니다. 저도 치팅 후 다시 식단 들어가면 컨디션이 일시적으로 떨어진다든가 말도 못 하게 졸리다든가 하는 증상들이 있습니다.

시작도 하기 전에 너무 겁먹지 마시고 식단을 계속할지 말지는 해보고 결정하세요. 여러분의 저탄고지 공부를 응원합니다.

키토래쉬의 원인과 해결 방법

이번에는 키토플루보다 훨씬 더 괴로운 키토래쉬에 대해 알아보려고 합니다. 키토래쉬가 왜 생기는지 어떻게 해결할 수 있는지 등에 대해 이야기해 볼게요.

저는 키토플루, 키토래쉬 없이 지금까지 약 2년 넘게 저탄고지 식단을 유지하고 있어요. 그래서 솔직히 어느 정도 괴로운지 짐작만 할 뿐 자세히 설명해 드리긴 어렵습니다. 그렇지만 저탄고지 초반 여러 자료들을 통해 키토플루나 키토래쉬가 올 수도 있다는 걸 알고 있었기 때문에 아마 직접 겪었어도 많이 당황하지는 않았을 것 같아요.

카페 같은 곳에서 키토래쉬로 인한 고통으로 저탄고지를 포기하는 분을 종종 봤습니다. 정말 많이 고통스럽겠다는 생각도 들고 저는 그냥 지나가서 다행이라는 생각도 들고 그렇습니다.

키토래쉬는 키토제닉과 발진(rash)의 합성어입니다.

키토제닉 식단을 하면서 몸에 발진이 나 가려움으로 인한 고통과 불면 등을 겪습니다. 보통은 가슴과 등 쪽에 난다고 하고요, 팔다리에 나는 건 알레르기일 수도 있다고 합니다. 그런데

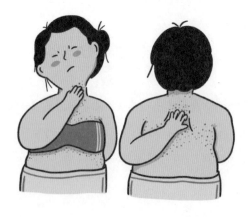

제가 키토래쉬에 대해 알아보니 꼭 가슴과 등뿐만 아니라 목, 머리 밑, 사타구니 등 온몸 다양한 곳에 발진이 날 수 있다고 해요. 문제는 단순 발진이 아니라 가려움을 동반한 발진이고 짧게 끝날 수도 있지만 몇 달씩 가는 경우도 있다고 합니다. 완치 후에 흉터도 남을 수 있다고 하니 좀 무서울 수 있겠습니다.

키토래쉬의 원인은 여러 가지가 있습니다. 원인과 해결 방법을 같이 알아볼게요.

◆ 첫 번째, 지방 대사에 문제가 있는 경우 ◆

지방은 담즙(쓸개즙)이 분해를 합니다. 담즙은 간에서 만들어져서 담낭(쓸개)에 고여 있다가 지방을 섭취하면 장으로 나와 지방을 분해합니다. 그런데 간이나 담낭(쓸개)에 문제가 있다면 지방 분해가 안 되겠죠.

몸에 들어온 지방이 분해가 안 되니 문제가 생긴다고 볼 수 있어요. 보통은 지방 섭취량을 좀 줄이고 탄수량을 좀 늘리고 애플 사이더 비네거(사과 발효 식초)를 섭취하면 호전된다고 합니다. 그래도 혹시나 간과 담낭에 문제가 없는지 검진을 한 번 받아봅니다. 그리고 저탄고지식 이전에 간이나 담낭에 문제가 있었던 분들은 의사선생님과 식단에 대해 꼭 상의하시길 바랍니다.

◆ 두 번째, 아세톤의 영향 ◆

지방이 분해되어 케톤이라는 게 만들어집니다. 그런데 이 지방이 분해되는 과정에서 부산물로 아세톤이 만들어집니다. 케톤이 나오고 있는지 케토시스 상태를 판단하는 기준이 몇 가지 있는데요, 저는 혈액으로 케톤 수치를 알아보고 있지만 호흡에서 나오는 아세톤 수치로 측정하는 방법도 있습니다. 그래서 본인의 입 냄새로 케토시스 상태인지 알아채는 분도 있다고 해요. 암튼 아세톤이 생성되면 소변, 땀, 호흡 등으로 배출이 됩니다. 땀으로 배출이 되니 온몸에 있는 땀구멍에서 다 아세톤이 나온다고 보면 되는데요. 그래서 키토래쉬는 특히 땀이 많이 나는 부위에서 발생하는 경우가 많습니다.

아세톤에 민감해서 발진이 생기는 경우 운동을 당분간 줄이든가 통풍이 잘 되는 옷을 입든가 운동 후 빨리 씻든가 해야 합니다. 아세톤의 농도는 지방 대사가 활발히 되고 안정화가 되면 점점 낮아지니 보통 일시적인 발진이 나타나지만 아세톤에 특히 예민한 경우에는 계속해서 있을 수 있습니다.

◆ 세 번째, 알레르기 ◆

우리나라 사람에게 많은 알레르기 식품이 5가지 정도 있습니다. 콩, 견과류, 우유, 달걀, 마늘입니다. 의외입니다. 게다가 제가 다 좋아하는 것들이네요. 여기에 한 가지 더해서 돼지고기가 있습니다. 저탄고지를 하게 되면 평소에 잘 안 먹던 지방 섭취량이 늘어나는데 특히 고기류와 달걀 섭취량이 폭발적으로 늘어납니다. 돼지고기에는 히스타민이라는 알레르기 유발 물질이 있어서 역시나 예민하면 반응합니다. 달걀 역시 알레르기 비율이 높은 식품 중 하나입니다.

예전에는 알레르기 없었다고 하는 분들도 계실 텐데요. 그동안 다른 음식에 묻어가서 잘 몰랐던 것들이 식단이 변하면서 두드러지는 경우도 있고요, 세월이 지나며 없던 알레르기가 생기는 경우도 있습니다. 본인이 어떤 음식에서 알레르기 반응을 일으키는지 알고 싶다면 방법이 있어요.

식단에서 저 위의 식품 6가지를 (콩, 우유, 달걀, 견과류, 마늘, 돼지고기) 모두 제한 뒤 키토래쉬가 호전되면 하나씩 추가하며 먹어주면서 발진의 상태를 관찰합니다. 사실 히스타민 식품은 돼지고기 말고도 식품 가공육, 소시지, 등푸른생선, 시금치, 녹차, 땅콩, 오렌지, 토마토, 치즈 등에도 있습니다. 알레르기 반응을 잘 확인해보세요.

식단으로 알아내기 어렵다 하면 비용이 들어가지만 병원에서 알레르기 검사를 진행해보기를 권합니다.

◆ 네 번째, 전해질과 비타민 부족 ◆

저탄고지를 하면 어디서는 비타민 B가 부족해진다 하고 어디서는 비타민 D가 부족해진다 합니다. 전해질도 마찬가지고요. 전해질에는 여러 가지가 있지만 우리가 알 만한 것들에는 칼슘, 마그네슘, 인산 등이 있습니다. 암튼 비타민과 전해질 부족이 생긴다고 할 수 있겠어요.

종합 비타민과 소금 섭취량을 늘려보고 야채를 많이 먹으면 좋습니다. 이 비타민과 전해질의 부족 아래의 독소 배출과도 관련이 있습니다.

◆ 다섯 번째, 독소 배출이 활발해짐으로 인한 발진 ◆

우리 몸에 중금속이나 환경호르몬처럼 독소가 들어오면 보통은 해독을 해서 몸 밖으로 배출을 시킵니다. 그런데 양이 너무 많거나 몸이 다른 일로 바쁠 경우 일단 독소를 지방세포에 저장해 놓습니다. 그동안 지방에 갇혀 있던 독소들이 저탄고지로 인해 체지방이 분해되면 혈액으로 배출됩니다. 이때 독소를 해독하는 게 전해질이나 비타민입니다. 그런데 그게 부족하면 해독이 안 돼서 발진이 생긴다고 해요. 이럴 땐 케톤 수치를 좀 낮춰줘야 하니 탄수화물 섭취량을 늘리시고 지방 섭취량을 줄여보세요.

이러한 의견들은 일반적인 거고요, 제가 찾아본 키토래쉬의 상태를 보면 생각보다 훨씬 심각한 경우가 많았습니다. 키토플루처럼 1~2주 머물다 가지 않고 몇 달씩 계속되기도 하고 탄수량을 늘려서 키토래쉬를 치료한 뒤 다시 저탄고지를 시작하면 다시 또 키토래쉬가 시작되는 경우가 있었어요. 수차례 치유와 발병을 왔다갔다하다 결국 저탄고지를 포기하는 분도 봤고요. 극강의 키토래쉬를 네가 이기나 내가 이기나 그냥 정면 돌파로 극복한 분도 봤습니다. 병원에서 약을 처방받아 항생제나 스테로이드제를 바르면서 버텼더니 다시는 키토래쉬가 안 왔다는 분도 있었어요.

탄수화물을 늘리고 비타민을 챙겨 먹고 알레르기 식품을 가려내보고 다 해봐도 안 되면 망설이지 마시고 바로 병원에 가야 합니다. 근데 의사선생님들도 키토래쉬를 모르시는 분도 많다고 하니 본인이 충분히 공부를 한 후 의사선생님께 본인의 상태를 상세하게 설명해야 알맞은 처방을 받을 수 있습니다.

본인이 키토래쉬가 맞다고 판단되시면 저탄고지를 계속할 것인지 아니면 잠시 쉴 것인지 포기를 할 것인지 잘 판단해야 합니다. 저는 키토래쉬를 겪어보지 않아 그 고통을 잘 모르기도 하고, 무조건 참고 진행하라고 말씀드릴 수 없어요.

게다가 저는 의학 전문가가 아니니 꼭 본인의 상태를 확인하고 병원에서 의학적인 치료를 받으시길 권합니다.

저탄고지는 이래서 공부를 많이 해야 하는 식단입니다. 저도 초기에 키토플루나 키토래쉬가 올까 봐 무서웠지만 어찌 된 일인지 아무 일 없이 넘어갔어요. 여러분도 저탄고지를 하기로 마음을 먹었다면 지레 겁먹지 마시고 일단 시작해보시면 좋겠습니다. 그만두는 건 나중에도 할 수 있습니다.

완전무결한 다이어트법이 아닌 이상 어느 다이어트에도 부작용은 따라옵니다.

우리, 같이 공부해서 현명하게 대처해 나가보아요.

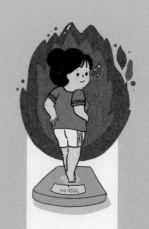

중간
부록

저탄고지
·
키토제닉
용어 정리
(어리둥절 주의)

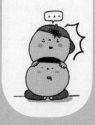

처음 저탄고지 식단을 시작할 때
키토제닉 카페에 들어갔는데 단어를 모르거나
초성을 못 알아봐서 어리둥절한 적이 많았습니다.
더 막연했던 건 사전에도 안 나온다는 거예요.
전문용어도 있고 은어처럼 사용하는 단어도 있습니다.
한번 알고 시작하면 여러모로 이해하는 데 도움이 됩니다.

저탄고지 (LCHF) : '저탄수화물 고지방 (Low Carbohydrate High Fat)' 식이요법의 줄임말. 저탄고지는 한국식 표현, LCHF는 북유럽에서 주로 사용합니다.

당질제한식 : 당과 전분류의 탄수화물 섭취를 줄이는 식이요법. 일본에서 시작된 용어. 시중에 당질제한식이라는 타이틀로 나온 책들도 저탄고지를 베이스로 하는 식단임을 알고 계시면 편합니다.

간헐적 단식 (간단일, 간단) : 식사와 단식을 정기적으로 반복하여 일정 수준 이상의 공복 시간을 유지하도록 인위적으로 조정하는 방식

단백질 단식 (단단일, 단단) : 단백질을 제한하는 단식 방법. 단백질을 의도적으로 제한하면서 체내의 독소를 배출시키는 단식의 한 가지 방법. 단백질 대신 탄수화물의 섭취를 늘립니다. 주 1회 정도만 추천합니다.

순탄수화물 (순탄, 순탄수) : 탄수화물 중에서 우리 몸에서 흡수가 되는 탄수화물인 당분과 전분만을 가리킵니다.

치팅 (Cheating) : 원래 시험에서 부정행위를 한다는 뜻이지만 키토제닉 식단을 진행함에 있어 '일시적으로 식단에서 벗어나는 것'을 의미합니다. 일반적으로 탄수화물을 과도하게 섭취했을 경우 '치팅'이라 부릅니다. 키토제닉 식단 초기에는 추천하지 않아요. 저탄고지 식단을 시작했다면 적어도 3개월은 치팅을 자제하세요. 곰이 100일 동안 쑥과 마늘을 먹고 웅녀가 된 것처럼 우리도 100일 동안 치팅 끊고 사람이 되어봅시다.

케톤(체) : 지방이 분해될 때 나오는 물질

케토시스 (키토시스) : 지방을 분해하면서 나오는 케톤체를 뇌, 근육 등 우리 몸의 장기에서 에너지로 사용하는 상태

키토제닉 (케토제닉, 저탄고지) 다이어트 : 케톤을 에너지원으로 사용하는 다이어트 방법

키토인 (keto-in), 키토아웃 (keto-out) : 케토시스 상태를 유지하는 것과 케토시스 상태에서 벗어나는 것 (탄수화물을 많이 먹으면 키토아웃이 됩니다)

키토플루 : 몸이 지방 대사에 적응하면서 일어나는 두통, 고열, 무기력증 등의 감기와 같은 증상

키토래쉬 : 케토시스 상태에 들어가면서 겪는 붉은 발진과 가려움증

케톤산증 (Ketoacidosis) : 케톤체가 과도하게 생성되면 나타나는 혈액의 산성화 증상으로, 주로 당뇨병 환자에게서 많이 나타납니다. 임신성 당뇨 판정받은 분들은 한 번쯤 들어보셨을 거예요. 일반인에게는 거의 나타나지 않는 증상입니다.

CKD (Cycling Ketogenic Diet) : 주기적으로 탄수화물을 섭취하면서 지속하는 키토제닉 다이어트 방법 (고강도 운동자를 위해 주 1~2회 정도 섭취하는 방법)

TKD (Targeted Ketogenic Diet) : 운동하기 직전 탄수화물을 섭취하는 키토제닉 다이어트 방법. CKD와 비교해 더 적은 양의 탄수화물을 더 자주 섭취합니다.

※ 일반적으로 CKD나 TKD는 운동을 직업으로 하는 분들이 하는 식단입니다. 일반인이 하다가는 치팅을 반복하다 저탄고지를 포기하게 되는 경우가 많으므로 조심해서 실행해야 합니다.

방탄커피 : 간헐적 단식 시 단식을 깨지 않으면서 에너지를 만들어주는 커피. 보통 커피에 버터와 MCT 오일을 추가해서 만듭니다.

포션버터 : 보통 10g정도로 소포장된 버터를 말합니다. 외출시 들고 나가기 편리합니다.

식단 비틀기 : 감량이 잘 되고 있다가 정체기가 왔을 때 평소에 하던 식단 말고 요리조리 식단을 바꿔보는 걸 말합니다. 식단 비틀기를 하다가 정체기가 풀리는 경우가 있습니다.

입터짐 : 특히 여성들의 경우 생리주간 앞뒤로 단 음식이나 탄수화물이 미친 듯이 땡기는 경우가 있습니다. 그때 참지 못하고 막 먹는 걸 입터짐이라고 하는데, 꼭 생리주간이 아니더라도 스트레스 상황에 놓이면 입터짐이 생기는 경우가 종종 있습니다. 평소에 스트레스 관리를 잘해야 잦은 입터짐을 막을 수 있고, 입터짐으로 인해 막 먹었어도 다시 식단을 시작하면 되니 포기하지 말아주세요.

입막템 : 식욕을 틀어막을 수 있는 음식. 저에게는 카카오 90% 초콜릿이나 치즈류가 식욕을 좀 눌러줍니다.

증량템 : 먹으면 몸무게가 느는 음식

감량템 : 먹으면 몸무게가 줄어드는 음식

※ 100인 100키토라고 사람마다 맞는 키토제닉 식단이 모두 다릅니다. 식단을 기록하는 습관을 들이면 증량템과 감량템에 대한 감을 잡을 수 있게 됩니다만 저처럼 둔한 사람은 감 잡는데 오래 걸리기도 합니다.

카니보어 : 채소, 견과류 등 식물성 식품을 섭취하지 않고 소, 양 등 붉은 육류 위주로 진행하는 키토제닉 다이어트 방법

FMD (Fasting Mimicking Diet) : 단식은 하지 않으면서 단식과 유사한 효과를 볼 수 있도록 개발된 단식 모방 식단. 최대 5일까지만 하는 것을 추천합니다. 어느 정도 음식을 섭취하기 때문에 엄격한 의미의 단식은 아닙니다. 단식과 일반식의 중간 그 어디쯤의 단식법입니다.

클린키토 (Clean Keto) : 일반적인 키토제닉보다 훨씬 타이트한, 자연식 위주의 키토제닉 식단. 더 건강한 식재료를 추구하고, 여러 가지 환경까지 생각하는 키토제닉의 가장 궁극적인 목표입니다.

더티키토 (야매키토) : 탄수화물, 단백질, 지방의 비율만 충족한다면 가공식품도 허용하는 키토제닉 식단. 식단 초기에 추천하지만 점점 클린키토로 가야 합니다.

자가포식 (Autophagy, 오토파지) : 세포 내부의 물질이 세포 스스로에 의해 제거되는 현상. 단식으로 인한 자가포식은 신체 장기들의 정화에 탁월한 효과가 있음. 세포가 세포를 재활용한다고 생각하면 됩니다. 세포 청소라고 생각하셔도 되고요.

키린이 : 키토제닉 + 어린이= 키토제닉 초보자
키생아 : 키토제닉 + 신생아 = 키린이보다 더 초보
※ 키린이나 키생아는 흔히 사용되는 용어라 싣기는 하지만 어린이와 신생아에 빗대는 표현은 지양하는 것이 좋으니 사용에는 주의를 부탁드립니다. 아, 이런 뜻이구나 정도만 아시면 되겠습니다.

애사비 : 애플 사이다 비네거. 고기를 갑자기 많이 먹게 되면 속이 더 부룩한 느낌과 느끼한 느낌이 많이 나는데요. 그럴 땐 플레인 탄산수에 애사비를 타서 마시면 속이 좀 내려갑니다. 여름에 시원하게 많이 마셨어요.

코오 : 코코넛 오일

제로칼 : 탄수화물 제로

방코, 방커, 방사 : 방탄코코아, 방탄커피, 방탄사골

기버터 (Ghee Butter) : 버터를 끓여서 수분과 기타 성분을 제외한 지방 99%의 버터를 말합니다. 진한 노란색이 특징이고 특유의 향이 있습니다. 방탄커피에 넣어 먹기도 하고 끓는 점이 높아 요리시 사용하기도 합니다.

대자연 : 생리. 이것도 몰라서 어리둥절해하다가 느낌으로 알아차렸어요.

코오구마 : 얇게 썬 고구마를 코코넛 오일에 튀기듯이 익힌, 탄수화물 섭취를 위한 고구마

해키키 :《해피 키토 키친》
제가 식단 초기에 어떤 음식을 먹어야 할지 몰라서 요리 검색을 많이 했는데 다들 "해키키 보고 했어요" 하더라고요. 근데 '해키키'가 뭔지 몰라서 진짜 너무 막막했던 기억이 있습니다. 국내 저탄고지 요리책의 시조새에 해당하는 요리책입니다. 저도 도움 많이 받았어요. 지금은 저탄고지 요리책이 많이 나와서 선택 범위가 넓어졌습니다.

◉

어떠세요? 정말 어리둥절하시죠?
처음 시도하시는 분들께 도움이 되기를 바랍니다.

◉

2부

그래서
뭐
먹어요?

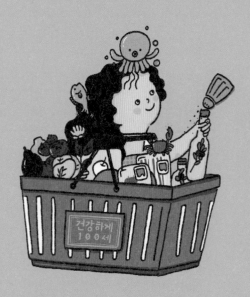

건강하게
100세

살 어 떻 게 뺐 어 요 ?

○

꼭 먹어요

—

밥 같은 걸 줄여야 하는 건 알겠는데 대체 뭘 먹어야 하나 뭘 먹을 수 있나 고민이 많으실 거예요. 제가 공부를 하다가 탄수화물이 뇌질환에도 영향을 끼친다는 걸 알게 되어 친정엄마에게 문자를 보냈습니다.

"엄마, 탄수화물 많이 먹으면 치매 걸리기 쉽대. 밥, 빵, 면, 떡을 줄이든가 끊고 기름도 다 바꿔."
그랬더니 엄마가 뭐라고 답하셨는지 아세요?
"먹을 게 없네!"

아니 제가 뭐랬다고요. 탄수화물 줄이고 기름 바꾸란 말밖에 안 했는데 드실 게 없다네요. 아마 많은 분들이 저희 엄마처럼 생각하실 것 같아요. 제가 초반에 제일 헤맨 게 바로 식단 부분이었거든요. '탄수화물.' 단어는 짧지만 이 안에 포함된 음식이

어마어마합니다. "이것도 탄수화물이었어?" 하는 재료들과 음식들이 많습니다. 우리가 인식하지 못하고 먹어왔을 뿐이에요. 먹을 수 없는 것보다는 먹을 수 있는 것에 집중하는 것이 정신건강에도 훨씬 더 좋습니다. 한번 알아보겠습니다.

저탄고지 식단 시 꼭! 먹어야 하는 식품 6가지

◆ 첫째, 지방이 풍부한 육류 ◆

저탄고지 식단에서는 삼겹살이 대접받고 닭가슴살이 푸대접을 받습니다. 지방이 골고루 많이 들어 있는 부분은 무슨 고기든 어떤 부위든 관련 없이 모두 먹어도 됩니다. 닭가슴살은 먹으면 안 되는 건 아니지만 단백질 함량이 높아요. 단백질도 인슐린을 자극합니다. 다른 고기들도 단백질이 많으니 지방도 꼭 함께 먹으면 좋습니다.

닭가슴살처럼 지방이 없는 부위를 먹을 때는 조리 시 지방을 첨가하세요. 닭껍질, 소고기나 돼지의 비계 모두 제거하지 않고 조리하길 권합니다. 보통 이 부분에서 많이들 기함하시더라고요. "고기 많이 드세요"라고 말씀드릴 땐 끄덕끄덕하시다가도 닭껍질이나 비계도 그냥 드시라고 하면 히익! 헉! 컥! 어머! 동공 지진 등 암튼 별 반응이 다 나와요.

먹어보면 맛있습니다. 입맛에 정말 안 맞을 수도 있지만 편견일 수도 있어요. 사실 저탄고지 식단에서 먹는 '고기'에서 가장 중요한 건 지방 함량이 아니라 어떤 환경에서 자랐느냐 하는 겁니다.

엄격한 키토제닉 식단에서는 풀을 먹고 자란 동물만 먹으라고 말하고 있어요. 사료에도 곡물이 있기 때문이죠. 원래 초식동물은 풀 먹고 자라잖아요. 하지만 현실적으로 우리나라에서는 목초육을 구하기도 어렵고 가격이 너무 비쌉니다. 그럴 땐 무항생제나 동물복지 인증이 있는 고기를 구입하도록 합니다.

저는 상황 봐가며 가정경제에 여유가 좀 있으면 꼼꼼히 따지고 아니면 그냥 사 먹습니다. 현실과 타협하는 부분도 일부 필요합니다. 목초육을 찾다가 포기하고 식단을 포기하느니 그냥 곡물육을 먹으며 유지라도 하겠다는 마음이 더 낫습니다.

◆ 둘째, 오일·기름 류 ◆

아보카도 오일, 코코넛 오일, 올리브 오일, 버터, 기버터*, 들기름. 아주 귀에 딱지 않을 것 같을 거예요. 제가 주입식 교육으로 자다가도 찌르면 나올 수 있게 만들어드릴게요.

말씀드린 6가지 기름 류 외에 호두기름 같은 것도 먹을 수 있지만 일단 일반적이지 않고 구하기가 힘들지요. 그래서 위 6가지를 항상 중점적으로 말씀드립니다. 기버터를 제외하고는 일반 마트에서도 요새는 쉽게 구할 수 있는 것 같아요. 인터넷에서는 없는 것 없이 다 구입할 수 있습니다.

다른 기름들이 안 되는 이유도 말씀드릴게요.

일단 액체로 된 기름들(카놀라유, 해바라기씨유, 포도씨유, 콩기름, 옥수수유 등)은 오메가6 함량이 높아요. 몸에 안 좋습니다. 오메가6가 몸에 안 좋은 게 아니라 오메가6와 오메가3가 적정한 균형을 이루어야 문제가 없어요. 일반적으로 오메가3의 비율이 더 높아져야 하는데 현대의 식생활은 오메가6의 비율이 압도적으로 높습니다. 일부러 돈 들여서 영양제로 오메가3 먹어가며 간신히 몸 만들고 있는데 저런 기름 먹으면 말짱 황입니다.

고체류 마가린, 가공버터 등도 드시지 마세요. 버터 구입할 때 뒷면을 잘 보아야 합니다. 가공버터라고 써 있는 건 그냥 내려놓으세요. 액체 기름에 수소를 넣어서 굳힌 게 가공버터입니다. 좋은 기름 다 놔두고 왜 그런 걸 굳이 먹어야 할까요.

요즘 마가린 성분표를 보면 트랜스 지방은 0g으로 나오더군요. 기술이 많이 발전했습니다. 그런데 영양성분표를 보면 분명히 식물성이어서 불포화지방이 높아야 하는데 포화지방이 대부분인 걸로 나와요. 고깃기름이나 코코넛 오일도 포화지방이 높은데 그럼 마가린은 왜 먹으면 안 되냐고 묻는 분도 계실 거예요. 저의 짧은 의견으로는 굳이 자연적으로 포화지방이 존재하는데 굳이 가공해서 만든 포화지방을 왜 먹어야 하나 라고 생각합니다. 저도 어릴 때 마가린에 밥 비벼 먹고 자란 세대라 그게 얼마나 맛있는지 잘 알고 있습니다. 맛이냐 건강이냐 선택은 본인이 하면 됩니다.

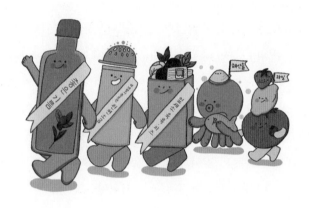

◆ **셋째, 천연소금** ◆

"저탄고지하며 저염식 하면 저세상 간다" 는 말, 혹시 기억하실까요? 우리 몸에 염분을 붙들고 있는 게 탄수화물과 수분인데 탄수화물을 조금 먹으면 자연스레 수분이 빠져나가면서 붙들고 있던 염분도 같이 빠져나갑니다. 염분은 너무 많아도 안 되지만 우리 몸에 없으면 안 되는 필수 전해질이에요.

다이어트 = 저염식이라는 공식이 절대적인 게 아닙니다. 저탄고지식에서는 저염식 하면 큰일 납니다. 소금을 챙겨 먹되 아무 소금이나 먹으면 안 되고 미네랄이 풍부한 천연소금 위주로 드세요. 요즘 성분 좋은 천연 소금이 많이 나오고 있습니다. 정제된 소금만 주의하면 됩니다.

◆ 넷째, 잎채소 ◆

뿌리채소류는 전분이 많아서 먹어도 되지만 많이 먹는 걸 자제해야 합니다. 다만 쌈이 가능한 모든 잎채소는 많이 드세요. 물론 모든 야채가 모든 사람에게 이로운 건 아니에요. 야채를 많이 먹었는데 속이 불편하다면 몸에서 잘 안 받고 소화력이 약한 것이니 살짝 볶거나 찌거나 데쳐서 익혀서 먹기를 권합니다. 저는 생야채, 익힌 야채 모두 좋아하고 많이 먹습니다. 익혔을 때가 더 많이 먹히는 것 같기는 합니다.

여러 종류의 야채를 골고루 먹는 게 가장 좋습니다.

◆ 다섯 째, 해산물 ◆

제가 가장 좋아하는 부분입니다. 해산물은 뭐든지 좋아요. 날 것도 좋고 익힌 것도 좋고 끓인 것도 좋고 다 좋습니다. 근데 횟집 가서 곁들이 찬 왕창 먹는 건 조심해야겠죠. 회를 설탕 가득한 초고추장에 듬뿍 찍어 먹는 것도 조심해야겠죠. 요즘 저탄수용 초고추장이나 그냥 고추장도 시판으로 많이 나오고 있고 집에서 만들 수도 있으니 초고추장은 직접 만들어서 먹으면

듬뿍 찍어 먹어도 괜찮습니다. 볶음류도 괜찮지만 고추장볶음
의 고추장에는 설탕이 꽤 들어 있고 밀가루도 들어 있는 경우
가 있습니다. 해산물 자체는 괜찮은데 양념이나 소스, 곁들임
음식들을 조심하세요.

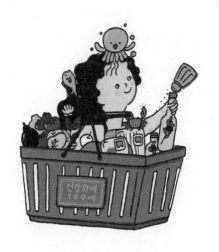

◆ 여섯 째, 아보카도 ◆

안타깝게도 저탄고지에서 허용되는 과일이 몇 종류 없습니
다. 권장되는 과일은 하나 있습니다. 바로 아보카도에요. 탄수
량이 적고 지방함량이 높은 아주 좋은 식품이죠. 샐러드가 밋
밋할 때 함께 넣으면 좋고요. 맨 김에 각종 야채와 아보카도, 고
기를 싸서 고추냉이 간장에 찍어 먹어도 맛있습니다.

아보카도와 달걀 프라이는 또 환상의 궁합을 자랑합니다. 같

이 먹으면 무조건 맛있어요. 여름에는 아몬드 밀크와 갈아서 시원하게 먹기도 합니다.

다만 한 가지, 숙성 정도를 알기가 참 힘듭니다. 너무 빠르면 설익고 너무 늦으면 속에서 썩는데 저는 아직도 그걸 잘 못 맞추겠어요. 그래서 냉동제품도 사봤는데, 냉동에도 덜 익어서 딱딱한 아보카도가 섞여 있더라고요. 확실히 맛이 좀 떨어지는 편이지만 아쉬운 대로 여름에 먹기 좋습니다.

저탄고지에서 허용되는 과일은 딸기, 블루베리 같은 베리류 소량과 레몬, 라임, 토마토 정도가 있습니다. 그럼 다른 과일은 절대로 먹으면 안 되냐 하면 그건 아닙니다. 식단 초기에는 최소 2주 ~ 한 달 정도 딱 끊으시고요. 식단이 정착되면 다른 과일들도 소량은 먹어도 큰 문제 없습니다. 끼니 대신 과일을 먹거나 과일을 갈아서 즙만 왕창 마신다거나 건과일을 한도 끝도 없이 먹는 것만 주의하면 되니 과일러버님들, 너무 큰 실망하지 마세요.

솔직히 야채와 고기의 조합만 해도 많은 종류의 요리를 만들 수 있어요. 기존에 쓰던 양념들을 못 쓰고 대체재를 사용해야 하는 단점이 있지만 소금, 후추, 올리브 오일, 발사믹 식초 정도만 있어도 훌륭한 맛이 납니다. 고추장의 맛이 그리우면 직접 만들어 먹을 수도 있고 요즘 저탄수 고추장도 많이 나옵니다.

정말 다행이에요. 이전에 저지방 다이어트하며 지방을 피해 다녔다면 이제는 지방(좋은 지방)을 가까이 두고 친하게 지내시길 바라요. 껍질이나 비계에 대한 막연한 공포도 조금만 내려놓으시고요. 물론 저탄을 베이스로 할 때 말입니다. 기억하세요. 탄수를 줄이지 않으면 고탄고지가 된다는 사실을요.

그동안 누명을 썼으나 다이어트에 도움이 되는 식품 5가지

다이어트할 때 도움이 되는 식품인데 지금까지 살찌는 식품이라고 누명을 썼던 식품에 대해 이야기를 해볼게요. 더 많을 수 있지만 저는 5가지를 가져왔어요. 아래 식품들은 섭취 시 전제 조건이 있습니다. 저탄수화물이 기본이 되어야 합니다. 평소와 똑같이 먹으면서 아래 식품도 함께 먹으면 당연히 살찝니다.

◆ 첫째, 삼겹살 ◆

저탄고지라고 하면 제일 먼저 떠오르는 게 삼겹살이죠. 지글지글하는 기름을 보며 죄책감을 느끼는 분들 많으셨을 것 같은데요, 그러지 않으셔도 됩니다. 삼겹살 요리의 고전인 쌈 싸 먹기를 하셔도 좋고 (물론 쌈장, 고추장 no! no! 당이 들어 있어요. 소금장이나 저탄수 고추장으로 직접 만든 쌈장 추천합니다), 야채와 볶아서 소금 간만 해서 먹어도 좋고, 사골국에 넣고 끓여서 삼겹사골탕을 해서 먹어도 좋습니다. 여기저기 활용하기 좋은 식재료예요. 단 양념된 삼겹살은 안 됩니다. 설탕이 많이 들어갑니다. 양념에 들어가는 재료들을 저탄수화물 식으로 바꿔서 직접 양념해서 먹는 건 괜찮습니다. 삼겹살 먹고 입가심으로 밥이나 냉면을 먹는 것도 자제하세요. 밥 한 공기, 냉면 한 그릇을 한 입 정도로 멈출 수 있으면 가능합니다.

◆ 둘째, 돼지 곱창, 대창 (내장류) ◆

언젠가 제 생일에 집 근처 곱창집을 예약해서 다녀왔습니다. 생각해보니 저희 결혼한 지 10년이 훌쩍 넘어가는데 그동안 곱창가게에 와서 먹은 적이 한 번도 없더라고요. 비싸기도 비싸지만 그 어마어마한 기름에 겁먹고 그동안 멀리하지 않았나 싶습니다. 초벌 곱창을 주문해서 집에서 먹어본 적은 있는데 기름이 아주 후덜덜했습니다. 특히 대창!! 튀김 수준으로 기름이 많이 나오죠. 곱창, 대창은 나가서 사먹는 걸 추천합니다. 그날 배가 찢어지게 먹었는데요. 먹으면서 제일 좋았던 건 마음 불편한 게 없었어요. 먹으면서 참 당당했습니다. 누가 저를 다이어트하는 사람으로 볼까요?

음식에 대해 알면 다이어트하면서도 맛있는 음식을 먹을 수 있습니다. 역시 단맛 나는 소스나 쌈장에 찍어 먹으면 안 되겠죠. 굽는 것 말고 탕으로 된 것도 모두 추천 음식입니다.

◆ 셋째, 치즈 ◆

치즈가 들어간 음식이라고 하면 피자를 제일 먼저 떠올리는데 피자의 문제는 치즈가 아니라 피자도우입니다. 치즈는 괜찮습니다. 치즈도 지방이 많고 단백질이 많이 들어 있습니다. 치즈 구매할 때 자연치즈인지 가공치즈인지 꼭 확인하고 자연치즈를 구매하길 바랍니다. 원재료명이 단순하면 단순할수록 몸에는 좋습니다. 치즈 러버인 저는 치즈를 먹을 수 있어서 정말 행복합니다. "치즈도 먹어보니 나는 살찌던데?" 하는 분은 안 드시면 됩니다. 모든 음식이 모두에게 똑같이 작용하지 않으니 먹으면서 몸의 상태를 잘 지켜보세요.

◆ 넷째, 달걀노른자 ◆

달걀 중에서도 달걀노른자는 콜레스테롤의 주범으로 오인을 받고 오랜 시간 미움을 받았습니다. 달걀 흰자는 닭가슴살과 더불어 다이어트 식품의 양대 산맥이죠. 그래서 한때 노른자는 파서 버리고 흰자만 먹기도 하고 그랬습니다. 세상에나 저는 노른자가 퍽퍽해도 그걸 훨씬 더 좋아하는데 말이에요. 저탄고지 식단에는 달걀 요리가 유난히 많습니다. 매번 먹는 고기가 입에 물리거나 좀 가벼운 식단을 하고 싶을 때 많이 사용하는 식재료입니다. 곤약밥 약간에 고기 듬뿍 넣은 미역국, 달걀 프라이 1~2개 정도 부쳐서 단맛없는 밑반찬과 먹으면 한 끼 식사로 훌륭합니다. 계란찜이나 계란말이도 훌륭한 저탄고지 식단입니다. 케첩은 안 찍어 먹는 게 제일 좋고, 난 케첩 없이 달걀 못 먹는다 하는 분들은 요즘 '저탄수 케첩' 상품도 많이 나오고 있으니 이용하시면 되겠습니다.

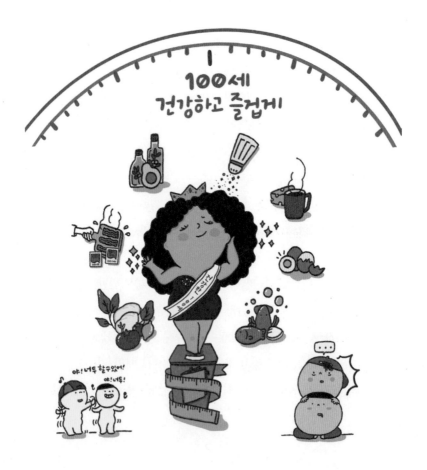

◆ 다섯 째, 버터 ◆

버터는 그동안 가장 많은 오해를 가장 오랫동안 받아온 식품이 아닌가 싶어요. 버터는 딱 봐도 그냥 다 지방이잖아요. 먹을 때마다 무섭고 죄책감을 유발하지요. 향은 좋은데 맛도 좋은데 먹어도 되는지, 이 지방이 내 몸에서 다 체지방이 되는 건 아닌지 두려움이 앞섭니다.

그렇지 않습니다. 버터는 훌륭한 포화지방입니다.

저는 한때 베이킹을 많이 했는데요, 버터를 사용하며 죄책감이 들어서 카놀라유로 바꿨거든요. 지금 생각해보면 얼마나 무식한 짓이었는지 몸이 떨릴 지경이에요. 버터를 썼든 카놀라유를 썼든 베이킹에는 기본적으로 많은 양의 밀가루와 설탕이 들어가니 몸에 안 좋은 건 매한가지지만 안 좋은 것에 더 안 좋은 것을 더했으니까요. 이제라도 알아서 다행이라고 할까요?

지금은 저탄수 베이킹을 주로 합니다. 버터를 고를 땐 원재료명에 '식물성'이라는 말이 있으면 무조건 걸러야 합니다. 우유에서 나오는 버터가 식물성일 리가 없지요. 식물성기름에 수소를 넣어 만든 식물성 버터의 대표적인 것이 마가린입니다. 잘 생각해보면 식물성 기름이 어떻게 실온에서 고체 상태로 유지될까요? 불가능하지 않나요? 분명 뭘 집어넣거나 무슨 처리를 했겠죠. 자연스럽지 않습니다.

동물성과 식물성 중에 식물성이 몸에 더 좋을 것 같다는 편견이 있다면 다시 한번 생각해보길 부탁드립니다.

버터 중에서도 목초를 먹고 자란 소에서 나온 우유로 만든 버터를 선택하는 것이 좋습니다. 버터 브랜드가 생각보다 많으니 먼저 원재료명을 잘 확인하고 소량 구매해서 입맛에 맞는 버터를 찾으면 됩니다. 저는 할인할 때 버터를 왕창 사서 쟁여놓는 버릇이 생겼습니다. 저탄고지 간식으로 버터 조각을 치즈로 싸서 한입 먹는 분들도 있어요. 카카오 함량이 높은 초콜릿을 버터와 함께 씹어먹는 사람도 있고요. 저도 먹어본 적이 있습니다. 상상만 했을 때는 저도 모르게 미간에 주름이 갔는데 먹어보니 그냥 단맛 없는 아이스크림 씹는 느낌이었습니다. 입안이 기름질 것 같지만 또 그렇지도 않습니다. 글 읽으시며 속이 니글니글하실지도 모르겠어요. 저탄고지의 세계가 참 쉽지 않습니다. 그죠?

제가 말씀드린 위의 5가지 식품은 저탄고지 식단을 한다는 베이스에서 추천하는 식품입니다. 탄수화물과 당을 그대로 다 섭취하면서 이 식품들 먹으면 살 많이 찝니다.

저탄고지 식단은 지방을 잘 챙겨 먹는 것보다 탄수화물 섭취를 줄이는 게 더 중요하고 먼저 선행되어야 하는 점, 꼭 기억하세요.

끊으면 좋아요

저탄고지를 시작해보고는 싶은데 뭘 먹고 뭘 먹지 말아야 할지 솔직히 막막하시죠? 제가 그랬습니다. 그래서 레시피 책을 하나 딱 정해놓고 그대로만 먹었더니 식단이 너무 단조롭더라고요. 결국 기본을 알아야 식단도 응용이 가능해집니다. 기본을 알아야 먹어도 되는지 안 되는지 스스로 판단이 됩니다.

이번엔 일단 천천히 줄여서 먹어야 할 것들을 알아보기로 할게요. 천천히 줄여도 된다는 말도 있고, 아주 이 악물고 한 번에 딱 끊어야 한다는 말도 있는데, 저는 둘 다 맞는 말이라고 생각합니다.

본인이 너무 참다가 폭발하는 편인지 아니면 비교적 절제가 잘 되는 편인지 성향을 잘 살펴보세요. 참다가 폭발하는 분은 천천히 줄여나가시고 절제가 잘 되는 분은 한 방에 딱 끊어보세요. 당연히 효과는 한 방에 딱 끊는 게 훨씬 좋습니다.

키토제닉 식단에서 피해야 하는 것

◆ 첫째, 단맛 나는 모든 음식 ◆

입에 넣어서 단맛이 나는 모든 것은 먹지 않습니다. 몸에 좋다고 하는 모스코바도 설탕, 코코넛 슈거, 메이플 시럽, 아가베 시럽, 꿀 등은 당연하고, 각종 청 종류도 피합니다. 청의 대부분이 설탕이나 꿀로 만든 것이기 때문에 발효로 인한 좋은 면이 있으나 몸에 들어가면 그냥 설탕과 똑같이 포도당으로 분해됩니다. 저탄고지 식단에서 가능한 단맛 나는 감미료가 몇 가지 있습니다. 그런 감미료도 식단 초기에는 입에 대지 않습니다.

입에서 단맛을 빼는 게 식단 초기 가장 강력한 목표입니다. "단맛 나는 거 드시지 마세요" 라고 말씀드리면 "그럼, 사탕 한 봉지 말고 한 개는요?" "캐러멜 딱 한 개는요?" "곶감 한 개도 안 돼요?" 하면서 계속 다른 걸 물어보는 분들이 있어요. 단맛에 대한 아쉬움이 크다는 건 저도 잘 알지만 다 드시지 마세요.
이건 되겠지 이건 괜찮겠지 하면서 자꾸 여지를 두면 입에서 단맛 빼는 시간만 더 길어지고 의지만 계속 시험하게 됩니다. 평생 못 먹는 거 아니고 식단 초기에 입맛을 제로 세팅하기 위해서 꼭 필요한 과정이니 단맛 나는 모든 음식은 잠시 안녕합니다.

◆ 둘째, 거의 대부분의 곡식류 ◆

저도 오트밀(귀리)이 몸에 좋다고 해서 엄청 먹고 밀가루 양을 줄이고 오트밀로 베이킹을 하면서 건강식이라며 착각하며 산 세월들이 있었습니다. 쌀, 보리, 잡곡, 귀리, 옥수수, 슈퍼푸드라는 퀴노아도 모두 전분(탄수화물)이 들어 있는 곡식입니다. 특히 통곡물보다도 가루로 만들어진 곡류가 가장 안 좋아요. 밀가루로 만든 빵, 면, 쌀가루로 만든 떡, 곡식 가루로 만든 미숫가루나 선식 등이 있겠지요. 가루로 가공을 하면서 그나마 갖고 있던 식이섬유도 모두 깎여나가고 그야말로 탄수화물로만 이루어져 있는 상태가 됩니다. 그게 몸에 들어오면 빨리 분해되고 빨리 흡수되어 빨리 혈당을 올립니다.

혈당이 올라가면 우리 몸을 살찌우는 호르몬인 인슐린이 출동합니다. 인슐린은 체지방이 분해되지 않게 하는 호르몬이라고 했는데 인슐린이 과다 분비되면 안 되지요. 게다가 과식하기가 쉽기 때문에 떡, 빵, 면은 웬만하면 입에 대지 말고 밥 종류는 양을 서서히 줄이세요. 역시나 평생 동안 아니고 초반에 입맛을 잡아 놓으면 그 후로는 소량 먹어도 됩니다. 그리고 체질에 따라 탄수화물을 먹어야 하는 분들도 있습니다. 다만 지금은 너무 많이 먹고 있어서 몸이 망가졌으니 제대로 되돌려놓고 적정한 양을 찾아가야 합니다. 후에 탄수화물을 소량 먹어도 된다고 해서 다시 면, 떡, 빵을 먹어도 된다는 게 아니라 비정제 탄수화물로 섭취해도 된다는 뜻입니다.

◆ 셋째, 뿌리채소류는 조심해서 먹기 ◆

채소류는 저탄고지 식단에서 권장되는 식품이기는 하지만 쉽게 말해서 땅 위에서 나는 채소인지 땅 아래에서 나는 채소인지로 구분하시면 가장 편할 것 같아요.

땅 아래에서 나는 채소에는 전분이 많습니다. 고구마, 감자, 당근, 연근, 우엉, 양파 등등 특히 고구마, 감자는 절대로 한 개만 먹고 멈출 수 없어요. 슬프게도 저는 그렇습니다. 저탄고지 식단을 철저하게 한 후 3개월 이후부터 소량씩 섭취 가능하니 초반에는 자제하세요. 당근, 연근, 우엉, 양파 등은 다른 요리에 소량 들어가는 정도는 허용합니다.

뿌리채소류는 조리법에 따라 탄수화물 함량이나 칼로리가 차이가 많이 나니 굽는 것보다는 주로 삶거나 쪄 먹으면 좀 낫습니다. 저처럼 고구마를 먹기 시작하면 배 터질 때까지 먹는 사람은 아예 입에 안 대는 게 좋습니다.

◆ 넷째, 거의 모든 과일 ◆

여기서 좌절하는 분들 많습니다. 과일류도 몇 종류 빼고는 허용되지 않습니다. 참 슬픈 일이에요. 그러나 잘 생각해보면 과일도 입에서 단맛 나는 식품에 속합니다. 식이섬유나 비타민

등 누릴 수 있는 효과도 있으나 그 효과가 과당이 불러오는 악영향을 이길 수 없어요. 아침에 많이 먹는 바나나도 전분 함량이 높고요, 정말 맛있는 열대과일류는 과당 폭탄입니다. 달달할수록 더 먹으면 안 된다고 보면 대충 맞아요. 만년 이만 년 전 우리 선조를 생각해볼까요?

아마 자연에서 과일을 섭취할 수 있는 시기는 일 년 중 여름~가을이 전부였을 거예요. 우리 몸의 유전자는 아직 그때 그 선조의 것을 갖고 있는데 과일은 일 년 내내 많이 먹을 수 있게 되었어요. 안타깝게도 우리 유전자는 아직 식단 변화에 적응을 못했습니다.

키토인이 먹을 수 있는 과일은 베리류(딸기, 블루베리 등) 소량과 아보카도, 토마토, 레몬, 라임 등입니다.

저는 과일을 딱히 좋아하지는 않는데 겨울이 되니 귤이 정말 너무너무 아쉽습니다. 손 노래질 때까지 먹어야 하는데 말이에요.

그리고 건과일도 안 됩니다. 건포도, 건 블루베리, 건 크랜베리 등 건과일은 과당이 응축되어 있는 데다가 배가 안 부르기 때문에 과섭취하기 딱 좋습니다.

◆ 다섯 째, 견과류 중 일부 ◆

땅콩이나 캐슈너트 등은 당분이 많아서 조금만 먹어야 합니다. 아몬드는 가능하지만 이것도 너무 많이는 안 됩니다. 탄수량이 조금 있어요. 견과류는 괜찮다며 엄청 많이 먹는 분들을 봤습니다. 하루 한 줌 견과류는 종류 상관없이 괜찮지만 그릇째로 놓고 한도 끝도 없이 넋 놓고 먹으면 안 되겠지요. 뭐든 적당한 게 좋습니다.

◆ 여섯 째, 나쁜 지방 ◆

저탄고지라고 해서 지방은 뭐든 다 되는 건 아닙니다. 저탄고지에서 권하는 지방은 '몸에 좋은 천연 지방'이라는 전제를 달고 있습니다. 당연히 가공 지방(마가린, 쇼트닝 등) 안 되고요, 기버터, 올리브 오일, 코코넛 오일, 아보카도 오일, 들기름, 소량의 참기름을 제외한 다른 기름류는 모두 안 된다고 보면 됩니다.

해바라기씨유, 포도씨유, 카놀라유, 식용유, 콩기름, 옥수수유 등 이름만 보면 건강해 보이는데 왜 안 되냐면요. 일단 위의 재료들은 원래부터 기름이 많은 식품이 아닌데 인공적으로 어떤 화학적인 작용을 통해서 억지로 기름을 뽑아낸 것들이 대부분입니다. 오일 추출 후 그 화학약품을 제거한다고 하지만 100% 제거되는지 확인할 수 없고 유전자 조작 식물일 가능성도 높아요. 무엇보다도 오메가6의 비율이 높아요.

앞에서도 말씀드렸지만 오메가3와 오메가6는 몸에 꼭 필요한 영양소지만 오메가6가 오메가3보다 많아지면 문제가 생깁니다. 소량인 것 같아도 나쁜 기름을 계속 먹으면 균형이 깨지면서 비만을 유발해요. 저는 저탄고지 식단 시작하는 분들께 다른 것보다도 제일 먼저 오일류를 바꾸라고 말씀드립니다. 내가 먹는 걸 못 바꾸겠으면 먹는 기름이라도 바꾸라고 말이죠.

저탄고지 식단 초기에 가능하면 꼭 피해야 할 식품들을 알아봤습니다. 아, 먹을 게 없네… 싶을 수도 있지만 평생 먹을 수 없는 게 아니고요. 초반에 피해야 몸이 지방을 에너지로 쓰는 상태로 빨리 전환이 됩니다.

후에 소량씩 섭취 가능하니 너무 좌절하지 마세요.

저탄고지 할 때 의외로 도움 안 되는 식품

저탄고지 다이어트는 우리가 일반적으로 생각하는 다이어트와는 먹는 것도 다르고 권하는 식품도 많이 다릅니다.

자, 이제 우리가 일반적으로 다이어트할 때 어떤 음식들을 먹는지 생각해볼까요?

제일 먼저 생각나는 건 싱거운 닭가슴살이고요. 고구마, 선식, 다이어트 시리얼, 과일, 단백질 파우더, 통밀빵 등등이 떠오릅니다. 제가 이걸 다 먹어보지 않았겠습니까? 이런 식품들을 먹으면서 늘 함께 수반되는 것이 두 가지 있었어요.

첫 번째는 염분이나 매운 음식에 대한 갈망이었고, 그다음은 배고픔이었습니다. 그런데 이런 식품들과 더불어 다른 몇 가지 식품들도 저탄고지 다이어트에는 별 도움이 되지 않습니다.

결이 비슷한 식품끼리 묶어봤습니다.

◆ 단백질 과다 식품류 ◆

닭가슴살, 단백질 파우더 등이 여기에 속합니다. 저탄고지는 탄수화물을 줄이는 게 가장 큰 이슈이기는 하지만 탄수화물을 줄이면 배가 고프기 때문에 그걸 지방으로 채워줘야 소위 폭식으로 가는 입터짐을 막을 수 있고 기초대사량이 떨어지는 것을 막을 수 있습니다.

그런데 다이어트하면 근육 빠진다면서 단백질 먹어주라는 소리 많이 들으셨죠? 제가 듣기로는 근육은 절대적으로 운동으로 생기는 거지 먹는 거로는 안 생긴다고 합니다. 물론 단백질 섭취가 근육 생성에 도움을 줄 수는 있습니다. 그렇지만 운동 안 하고 단백질만 먹는다고 근육이 생기지는 않는다네요.

단백질도 탄수화물보다는 덜하지만 역시 인슐린을 자극하니다. 그래서 저탄고지라는 말에서는 빠졌지만 풀네임으로 말하자면 '저탄중단고지'가 젤 적합한 말이에요. 저탄수화물, 중간 정도 단백질, 고지방이라는 뜻입니다.

나는 닭가슴살을 좋아하는데 먹으면 안 되나? 하는 분도 계실 거예요. 물론 먹어도 됩니다. 조리할 때 버터나 오일류를 추가해서 좀 기름지게 먹으면 좋습니다.

◆ 고구마, 선식, 다이어트 시리얼, 과일, 통밀빵 같은 탄수화물과 당류 ◆

저탄고지는 저탄수화물이 기본이죠? 그런데 이 식품들은 모두 탄수화물과 당을 기본으로 하고 있는 식품들입니다.

밥 대신 고구마 먹는 분들 많으실 거예요. 고구마는 조금 애매합니다. 저탄고지라고 해서 밥을 완전히 끊는 것도 아니고 고구마는 복합탄수화물이라 저탄고지에서 약간 허용하기도 하거든요. 적당히 먹으면 괜찮은데 저는 군고구마 하나 잡으면 절대로 한 개로 안 끝나서 저 같은 분들은 주의해야 하는 식품입니다. 그리고 구워먹는 것보다 삶거나 쪄서 먹어야 합니다.

선식과 다이어트 시리얼의 공통점은 고도로 가공된 정제 탄수라는 점입니다. 여기에 아무리 견과류 넣고 과일 넣어도 탄수화물은 탄수화물이에요. 일부 선식이나 거의 모든 시리얼에는 단맛이 도는 감미료나 설탕이 들어 있고 정제 탄수는 몸에 빠르게 흡수가 되기 때문에 혈당을 확 높입니다.

살 빠지는 시리얼 1회 섭취량 보셨나요? 그거 간에 기별도 안 갑니다. 통밀빵은 혈당을 천천히 올린다고 알려져 있지만 일단 100% 통밀빵은 찾기가 어려워요. 어느 영상을 보니 우리나라에서 구할 수 있는 100% 통밀빵이 독일제 중에 하나 있다고 하는데 맛이 호불호가 갈리는 것 같았습니다. 통밀빵도 성분을 잘 보면 통밀 함량은 낮고 밀가루가 대부분입니다. 역시 정제 탄수화물입니다.

아마 과일이 가장 갸우뚱하실 텐데요. 과일은 여러 가지 비타민과 식이섬유를 갖고 있지만 아주아주 많은 양의 포도당, 과당 등을 함유하고 있습니다. 과일의 당은 건강할 것 같지만 결국 몸속에 들어오면 이 당이나 저 당이나 모두 다 당입니다. 당도가 높은 과일일수록 맘껏 드시면 안 됩니다.

열대 과일 너무 맛있죠? 그쪽 과일들이 특히 더 당이 많습니다. 바나나, 오렌지, 파인애플, 망고 등등이 있지요. 제 최애가 망고입니다.

이 외에 우유, 가공된 채소주스 등이 있습니다. 우유에는 유당이 있어요. 유당도 당입니다. 생각보다 많이 들었습니다. 그런데 요거트나 버터, 치즈가 되면 유당이 많이 사라져요. 유제품 중에 우유만 조금 조심하면 됩니다.

채소주스 중에서도 가공된 채소주스 안에 역시 당이 첨가되어 있는 식품이 대부분이고요 채소는 씹어서 먹어야 포만감도 들고 식이섬유 같은 이점을 누릴 수 있습니다. 즙만 짜 낸 건 그다지 추천드리지 않아요.

위에서 말씀드린 식품을 모두 다 딱 끊어야 하는 건 아닙니다. 저도 고구마는 가끔 먹고 우유 넣은 라떼도 밖에서 가끔 사 먹습니다. 그렇지만 앞서 언급한 식품들은 정신줄 놓으면 거의 무한대로 막 먹을 수 있는 것들이 대부분이에요.

저는 자두를 소쿠리째 놓고 먹었고, 귤도 박스로 사다 놓고 먹었습니다. 다행히 지금은 양을 조절하면서 먹고 있습니다.

아마 식품을 볼 때 성분이 어떤 건지 별생각 없이 그저 TV에서 다이어트할 때 좋다고 하고, 과일은 많이 먹어야 건강에 좋다고 하고, 광고에 칼로리가 적다고 하니 그것만 보고 구입하고 먹었을 거라 생각해요. 저도 그랬고 아직도 많은 사람들이 그러고 있습니다.

하지만 알고 먹으면 더 좋겠지요. 내 몸에 어떤 음식이 독이 되는지 먹기 전에 생각하는 습관을 기르면 나중에는 외식을 하더라도 내 몸에 좋은 게 뭔지 저절로 알게 됩니다. 다만 많은 연습과 시행착오가 필요해요. 처음부터 잘하는 사람이 어디 있을까요. 그래서 공부하는 거 아닐까요?

알고 먹어요

저탄고지 할 때 궁금한 게 있지요.

저염식, 무염식 해도 되는지?

지금까지 우리가 알았던 다이어트 공식이 있습니다.

1. 저지방
2. 저칼로리
3. 저염식 또는 무염식

그래서 우리는 저지방인 닭가슴살은 저염식으로 간도 안 한 채 먹었습니다. 다이어트하면서 닭가슴살 안 먹어본 분 없으실 거예요. 저도 엄청 먹었어요. 근데 아무리 먹어도 그건 맛이 없어요. 게다가 간도 안 된 닭가슴살이라니요.

최근에는 닭가슴살 소시지가 맛있게 나온다고 들었습니다.

저탄고지 할 때 저염식, 무염식 해야 하나요

우리는 설탕과 소금이 생김새가 비슷하다고 하여 친구지간인 줄 착각을 합니다. 성분상 설탕은 탄수화물이고요, 소금은 무기질(미네랄)입니다.

탄수화물은 많이 먹어 하등 몸에 좋을 게 없지만 미네랄은 몸에 꼭 필요한 중요한 존재예요. 우리가 소금을 한 톨도 먹지 않아도 우리 몸에는 나트륨이 일정하게 유지되고 있어요. 몸 밖으로 배출되지 않는다는 전제하에 우리 몸에는 나트륨이 100g 정도 녹아 있는데요, 소금으로 환산하면 250g 정도 되는 생각보다 아주 많은 양이 있습니다.

소금은 체내에서 신장을 통해 재흡수되기도 하지만 꼭 외부에서 섭취를 해줘야만 해요. 위산의 주요 재료가 소금이기도 합니다. 그러니 소금을 적게 먹으면 위산이 적어서 소화가 잘 안 되겠죠.

나트륨 부족 시 나타나는 증상으로는 두통, 어지러움, 가슴 두근거림, 피로 등이 있고 혹은 멍이 잘 드는 증상도 소금과 수분의 부족에서 올 수 있다고 합니다. 저탄고지하면서 나도 모르는 멍이 생긴다는 분들이 종종 있어요. 저는 없어요. 그러고 보니 저는 많은 증상들을 건너뛰었네요.

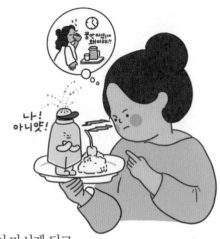

　그런데 소금은
어쩌다 다이어트의 적이라는
누명을 쓰게 되었을까요?
우리가 짠 걸 먹으면 물을 많이 마시게 되고
다음날 아침이 되면 눈과 손발이 붓는 경험을 해봤을 거예요. 더
불어 체중도 늘어나죠. 이건 체수분이 늘어나서 일시적으로 체
중이 늘어난 거지 우리가 궁극적으로 빼야 할 체지방이 늘어난
건 아닙니다. 소금과 수분은 짝꿍입니다.

　그래서 저염식 다이어트를 하면 초반에 급격한 감량을 경험
하게 됩니다. 역시 체지방이 아니라 체수분이 빠진 거라 살이
빠진 게 아닙니다. 우리가 평생 저염식 음식만 먹고 살 수는 없
지요. 저염식 하다가 일반식으로 돌아가면 다시 급격하게 체중
이 늘어납니다.

　저탄고지 다이어트도 초반에 많이 감량 되는데 이건 무슨 이
유 때문일까요?

　역시 수분의 배출입니다. 물 무게가 빠지는 거예요.

　초반 감량 시스템을 정리해볼게요.

저탄고지 다이어트를 시작합니다.

탄수화물을 적게 먹습니다.

인슐린의 분비가 줄어듭니다.
(인슐린은 나트륨을 몸 안에 가두는 역할도 합니다)

신장에서 재흡수되어야 할 나트륨이 몸 밖으로 배출됩니다.

나트륨이 배출되니 짝꿍인 수분도 함께 나갑니다.

한순간 훅! 몸무게가 줍니다.

　여기서 소금을 안 먹으면 위에서 언급한 증상들이 나타납니다. 몸은 염분 농도를 맞추려는 항상성이 있기 때문에 체내 염분 농도가 낮아지면 수분을 배출해서 농도를 높게 맞추려고 합니다. 그렇지만 수분이 배출될 때 나트륨도 함께 배출되니 악순환이 반복되고, 그로 인해 탈수가 옵니다. 그래서 저탄고지 다이어트를 할 땐 저염식 또는 무염식을 하면 큰일 나는 거예요. 소금을 너무 적게 먹으면 오히려 심장병 발병 위험이 높아지고 지방 분해 대사가 더 안 돌아간다고 합니다.

소금을 얼마나 먹어야 하는지 궁금하실 텐데요, 권장 소금양이 있지만 수치로 말해봐야 저도 그렇고 일반인들은 잘 모릅니다. 하루에 먹어야 할 양이 한 숟가락 좀 안 되는 양이라고 하고요. 쉽게는 음식을 좀 간간하게 먹으면 됩니다.

주의할 부분은 가공식품(라면, 소시지, 햄 등)에 들어 있는 나트륨은 건강한 나트륨이 아니니 안 먹어야 합니다. 찌개나 전골처럼 짠 국물, 간장게장, 젓갈 같은 염장류도 주의해야 합니다. 너무 짠 것도 문제지만 얘네들이 밥을 부르거든요. 간장게장을 밥 없이 먹으면 그게 무슨 의미가 있나요.

고기 구워먹을 때 소금장에 찍어 먹고, 달걀 삶아 소금에 찍어 먹고, 탕 종류 싱겁지 않게 먹고, 김치도 먹어도 됩니다.

엄격한 키토제닉에서는 김치도 제한합니다만 한 끼에 한 포기씩 먹는 거 아니잖아요. 우리는 오래오래 저탄고지를 해야 하니 이쯤은 눈감아 줍시다. 무진장 쿨하지요.

소금은 맛소금 같은 거 말고 천연소금 위주로 드세요.

다시 기억할 건 설탕은 멀리, 소금은 적당히 가까이!

"저탄고지하면서 저염식하면 저세상 간다." 꼭 기억하세요.

그러나 고혈압이나 신장질환처럼 기저 질환이 있는 분들은 소금 섭취에 유의해야 합니다. 말씀 안 드려도 아시죠?

코코넛 오일과 MCT 오일의 차이점

코코넛 오일과 MCT 오일은 제가 처음 저탄고지를 시작할 때 무지하게 헷갈렸던 것 중 하나입니다. '방탄커피'를 검색해보면 제조 방법에 나오는 재료 중에 MCT 오일을 넣어라 또는 코코넛 오일을 넣어라 이렇게 두 가지 오일이 막 혼용되어서 나옵니다. 저는 처음에 그 두 개가 같은 건 줄 알았어요. MCT 오일이란 건 난생처음 들어봤거든요. 그런데 알고 보니 다른 거더란 말입니다. 이러니 제가 공부를 해야 하지 않겠어요?

먼저 MCT 오일은 코코넛 오일에서 추출한 오일입니다. 그러니 코코넛 오일이 MCT 오일보다 상위개념이겠죠. 그럼 굳이 왜 무엇을 따로 추출했을까요?

코코넛 오일은 식물성임에도 포화지방으로 이루어져 있고 여러 길이의 지방산으로 이루어져 있습니다. 지방산이라는 말이 벌써 어렵지만 알고 보면 별거 아닙니다.

MCT 오일의 상품 판매 설명을 보면 C6, C8, C10 같은 알 수 없는 용어들이 막 나옵니다. C는 Chain 즉, 사슬을 나타냅니다. 뒤에 붙는 숫자는 탄소의 개수입니다. 탄소의 개수가 많을수록 숫자가 커지겠죠.

탄소의 개수가 무슨 상관인가 하면요. 짧으면 짧을수록 몸속에 흡수가 빨리되고 간을 거치지 않고 바로 몸에 에너지를 돌리는 대사로 사용됩니다. 그래서 MCT 오일은 정제를 거쳐 C6~C10 정도 되는 중간 길이의 지방산만 뽑아서 만들어낸 오일입니다.

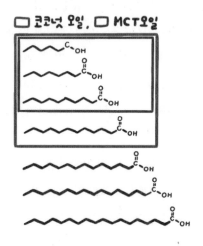

□ 코코넛 오일, □ MCT오일

MCT는 Medium-chain Triglyceride(중간사슬 지방산)의 줄임말입니다. 중간사슬 지방산 또는 중쇄지방산이라고 합니다. 용어에 익숙해지면 편합니다. 몇 년 전만 해도 MCT 오일의 종류가 지금처럼 다양하진 않았던 것 같은데 최근에는 엄청 많아졌습니다. 그중에서 어떤 걸 선택해야 할까 고민할 때 이런 정보가 도움이 될 수 있습니다. 하지만 시중에 나와 있는 MCT 오일은 대부분 성분이 비슷비슷하긴 합니다.

그렇다면 "MCT 오일과 코코넛 오일을 굳이 구분해서 먹어야 하나요?" 라는 질문을 할 수 있는데요. 둘의 형태가 다르기도 한데 성분도 다르고 작용도 조금 다릅니다.

코코넛 오일은 24도씨 이하의 실온에서는 고체 형태로 존재합니다. 겨울에는 고체, 여름에는 액체 형태로 볼 수 있어요. C12에 해당하는 라우르산(또는 라우릭산/모유에 많이 들어있어요)이 낮은 온도에서 고체화가 됩니다. 고온에서 사용 가능합니다. 그래서 굽기나 튀김 요리를 할 경우 사용하면 됩니다.

엑스트라 버진 올리브 오일이나 들기름 같은 건 고온에서는 산화가 되기 때문에 높은 온도의 요리는 코코넛 오일을 사용하는 게 좋습니다. 피부에 바르면 보습제 역할을 톡톡히 합니다. 특히 겨울에 팔꿈치나 발꿈치에 바르면 천연 보습제 못지않습니다. 아토피 아이들이 많이 바르는 오일이기도 합니다. 세균과 면역력을 증진시켜 줍니다. 정제가 최소화된 자연 오일이므로 건강에 유익합니다.

MCT 오일은 어느 온도에서도 액체 상태로 존재합니다. 몸속에 빠르게 흡수되고 에너지로 빠르게 전환됩니다. 방탄커피에 MCT 오일을 넣는 이유입니다. 가열 온도가 낮기 때문에 주로 생으로 먹는 게 좋습니다. 샐러드에 뿌려먹거나 방탄커피에 넣어서 주로 먹습니다.

여러 번 말씀드렸지만 처음부터 욕심내서 많이 먹으면 복통

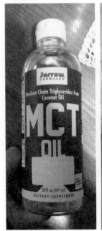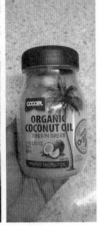

MCT 오일과 코코넛 오일

및 설사로 무지하게 고생할 수 있습니다. 적은 양에서 천천히 늘립니다. 제일 좋기는 두 오일을 모두 먹는 겁니다.

우리는 이제 배운 사람이니 구분해서 사용할 수 있지요. 예를 들어 아침에 방탄커피에 MCT 오일을 넣어서 즉각적인 에너지원과 포만감을 누리고, 하루 중 요리할 때 코코넛 오일을 사용해서 조리하면 두 오일 모두의 이점을 얻을 수 있습니다.

여기서 주의점을 말씀드리면 몸에 좋다고 또 왕창 먹는 분이 계신데요. 뭐든 너무 과하게 먹으면 당연히 좋지 않습니다. 적당한 게 제일 좋습니다. 저는 MCT 오일은 아직 샐러드에는 사용을 못 해봤어요. 아무래도 좀 많은 양을 먹게 될 것 같아서 무서워서 시도를 못해봤고요, 방탄커피에만 넣어서 먹고 있습니다. 1작은술로 시작해서 지금은 2작은술~1큰술까지는 먹습니다. 그렇지만 MCT 오일을 몇 큰술씩 생으로 마셔도 멀쩡한 분도 있어요. 먹어보지 않고는 몰라요. 그러니 처음에는 소량부터 시작하세요.

조리할 때는 코코넛 오일과 아보카도 오일을 번갈아가며 요리에 알맞은 오일을 골라서 사용하고 있습니다. 코코넛 오일은 겨울에는 실내에서도 주로 고체로 존재하기 때문에 숟가락으로 퍼서 써야 한다는 불편함이 있지만, 투명하고 향이 아보카도 오일보다는 좀 약해요. 꼭 버터처럼 녹습니다. 하루에 사용하는 양을 대략 생각해보면 많아봐야 2~3큰술 정도 되는 것 같습니다. 코코넛 오일도 너무 많이 먹으면 복통이 생긴다는데, 저는 튀김을 해먹었어도 아직까지 복통을 경험한 적은 없어요.

이름이 어렵다고 겁먹지 말아요, 우리. 알면 아무것도 아니에요. 두 오일이 다른 오일이니 적절하게 사용하셔서 그 이점을 다 얻길 바랍니다.

영양성분표와 원재료명을 확인해야 하는 이유

제가 벌써 주부가 된 지 10년이 훌쩍 넘었습니다. 그동안 장을 얼마나 많이 봤을까요? 그런데 상품 뒷면을 제대로 들여다본 게 별로 기억이 안 나네요. 유기농 상표도 별로 신뢰하지 않았기 때문에 늘 먹던 걸 별생각 없이 집어 담았거든요.

저탄고지 식단을 시작하면서 탄수화물량을 체크하기 위해서 영양성분표와 원재료명을 확인하기 시작했지요.

사실 영양성분과 원재료명을 확인하지 않아도 되는 자연식품을 먹는 게 가장 좋습니다. 돼지고기, 소고기, 브로콜리, 토마토 등 원재료명을 확인하지 않아도 우리는 이게 뭔지 다 알잖아요. 이런 게 자연식품입니다.

가공식품을 먹으려면 어떤 재료로 만들어졌고 탄수화물 함량은 어떤지 꼭 뒷면을 들여다보는 습관을 들이면 좋겠지요. 저는 좀 늦게 알았습니다. 부끄럽네요.

원재료명은 주로 '원재료명' 또는 '원재료 및 함량' 등의 이름으로 표시되어 있습니다. (아래 이미지를 참고해주세요)

원재료명	면류 60%[미역(완도산) 99%, 제이인산칼륨(산도조절제) 0.5%, 알긴산나트륨(증점제) 0.5%], 정제수 40%

원재료 및 함량:
물엿,고추양념(중국산/고춧가루 9.3%,정제소금,양파,마늘),쌀 20.99%(국산),정제수,천일염(국산), 고춧가루 2.5%(고추:중국산),주정,대두,정제소금,대두분,찹쌀,국산쌀가루,종국

영양성분표는 주로 '영양성분'이나 '영양정보'라는 타이틀을 달고 붙어 있어요. (아래 이미지와 162쪽 이미지를 참고해주세요)

영양성분:
100g 당 230kcal,나트륨 2,120mg 106%,탄수화물 48g 15%,당류 27g 27%,지방 2.5g 5%,트랜스지방 0g, 포화지방 0.6g 4%,콜레스테롤 0mg 0%,단백질 4g 7%

저탄고지하는 초보자들이 주목해서 봐야 하는 항목들을 알아볼게요. 국수류가 두 종류 있다고 할 때 우리는 원재료명과 영양성분표를 보고 선택을 하면 됩니다.

1. 일단 탄수화물은 적거나 없는 걸 먹는다.
2. 첨가물이 있으니 안 먹는다.
3. 매일 먹지는 말고 가끔 한 번씩은 먹는다.

저는 3번을 택합니다. 알아야 선택할 수 있습니다. 원재료명을 잘 살펴보세요. 우리가 먹는 각종 소스들도 뒷면의 원재료명을 보면 생각보다 당종류가 엄청 많이 들어 있습니다. ~톨로 끝나는 톨 친구들 (말티톨, 만니톨, 자일리톨, 소르비톨 등), ~당으로 끝나는 당 친구들 (포도당, 정백당, 올리고당, 엿당, 맥아당, 과당, 액상과당, 젖당, 유당 등), 기타 친구들 (아스파탐, 사카린, 아세설팜, 수크랄로스 등)

이 모든 것들이 단맛을 냅니다. 설탕만 당이 아니에요. 물론 위에 있는 이름들 중에 혈당을 올리지 않는 것도 있지만 개중에 혈당을 아주 많이 올리는 것도 있고 장을 자극하는 것도 있어요. 슈거 프리라고 붙어 있는 제품도 잘 살펴보면 저 중 하나는 꼭 들어가 있어요. 말 그대로 설탕만 안 들어간 거지 다른 단맛을 내는 게 들어 있다는 뜻이니 슈가프리라고 해서 너무 믿지 말아야 합니다. 다이어트 콜라는 살 안 찐다며 맘껏 마시는 분들도 계신데, 혈당은 안 올릴 수 있으나 입에서 단맛 빼는 일에는 전혀 도움이 되지 않습니다. 개인적으로 저는 다이어트 콜라는 콜라 삭발한 것 같은 맛이라 그걸 마시느니 진짜 콜라를 한 입 마시고 열심히 걷겠습니다.

또 상품의 상태 보존을 위해서 꼭 들어가야만 하는 첨가물들도 있습니다. 그렇더라도 첨가물은 되도록이면 안 먹는 게 제일 좋습니다. 가공식품을 드실 땐 원재료가 최대한 심플한 걸 고르는 게 팁이라면 팁이에요.

이제 영양성분을 볼게요.

■ 영양성분 (식품위생법에 따른 영양성분 표시대상 식품에 한함)

영양정보					100g당 340kcal
100g당			1일 영양성분 기준치에 대한 비율		
나트륨	1,530mg	77%	지방	3g	6%
탄수화물	69g	21%	트랜스지방	0g	-
당류	7g	7%	포화지방	1g	7%
콜레스테롤	0mg	0%	단백질	9g	16%

영양정보		1회 제공량당 기준
	1회제공량 기준	일일권장량 대비(%)
열량	500kcal	
나트륨	1,790mg	90%
탄수화물	79g	24%
당류	4g	4%
지방	16g	30%
트랜스지방	0.0g	0%
포화지방	9g	60%
콜레스테롤	0mg	0%
단백질	10g	18%
칼슘	142mg	20%

1일 영양성분 기준치에 대한 비율 (%)은 2,000Kcal 기준이므로 개인의 필요열량에 따라 다를 수 있습니다.

영양정보		총 내용량 423.5g	805 kcal
총 내용량당		1일 영양성분 기준치에 대한 비율 (%)	
나트륨	3390mg		170%
탄수화물	163g		56%
식이섬유	4g		16%
당류	38g		38%
지방	2.5g		5%
트랜스지방	0g		
포화지방	0.9g		6%
콜레스테롤	0mg		0%
단백질	15g		27%
비타민A	101 µgRE		14%
비타민C	0 mg		0%
칼슘	42 mg		6%
철분	0.8 mg		7%

1일 영양성분 기준치에 대한 비율(%)은 2,000 kcal 기준이므로 개인의 필요 열량에 따라 다를 수 있습니다.

우리가 주의해서 볼 건 탄수화물의 양입니다. 옆에 %는 신경 쓰지 마세요. 물론 트랜스지방은 절대 없어야 하고요. 최근 들어 트랜스지방 있는 음식은 거의 못 본 것 같아요.

총 탄수화물에서 식이섬유를 빼면 순수한 탄수화물입니다.

총 탄수화물 - 식이섬유 = 순 탄수화물

식이섬유량이 나와 있는 게 있고 없는 게 있고, 당이 따로 표시된 게 있고 없는 것도 있습니다. 그래도 당이 표시되어 있는 경우가 더 많습니다. 총 탄수화물 양도 중요하지만 그중에 당이 어느 정도 비율인지가 더 중요합니다.

가끔 어떤 분들은 미련을 못 버리고 총 탄수화물에서 당을 빼고 나서도 남는 게 많으면 식이섬유가 많지 않을까? 하면서 기대하시는데요. 그런 생각 마시고 그냥 탄수량이 높은 건 내려놓으세요. 총 탄수화물 몇 g 이하는 괜찮고 몇 g 이상은 안 된다, 이런 식으로 기준을 잡기보다는,

'아, 이건 탄수량이 이 정도네. 오케이! 다른 것도 볼까?'

'응? 이건 탄수량이 좀 적네?'

'세상에! 이게 탄수량이 이렇게 높았어?'

이러면서 알아가는 게 중요하다고 생각합니다.

우리가 알지 못하는 곳에 탄수가 곳곳에 숨어 있고 찾기 어

렵지만 공부하면서 알아가면 다 보여요. 요새는 인터넷 쇼핑이 잘 되어 있어서 오히려 원재료명이나 영양성분을 알아보기가 더 쉬워졌습니다. 제품 뒤에 깨알같이 적혀 있는 거 컨디션 안 좋으면 눈 침침해서 안 보여요.

다시 정리해볼게요.

1. 원재료명은 심플한 걸 고른다.
2. 숨어 있는 당 종류를 잘 알아본다.
3. 영양성분에서는 탄수화물량과 당 함량을 확인한다.

요 정도만 신경 써서 장을 봐도 많은 공부가 될 거라고 확신합니다. 처음에는 장 볼 때 시간이 오래 걸릴 거예요. 그렇지만 시간이 지나면 늘 고르던 걸 고르면 되니 편해집니다.

좀 어려우셨을까요? 꼭 저탄고지 식단을 하지 않아도 실생활에 도움이 되는 팁이니 잘 알아두면 여러모로 잘 쓰일 겁니다.

대사와 에너지

—

느린 대사 또는 빠른 대사에 대해 들어본 적 있으신가요?

저는 저탄고지를 시작하며 처음 들어봤는데, 한동안 내가 어느 대사에 속하는지 궁금해서 견딜 수가 없었습니다.

먼저 '기초 대사량'과 '대사 속도'에 대해 알아볼게요.

'대사'란 '생물체가 몸 밖으로부터 섭취한 영양물질을 몸 안에서 분해하고 합성하여 생체 성분이나 생명 활동에 쓰는 물질이나 에너지를 생성하고, 필요하지 않은 물질을 몸 밖으로 내보내는 작용'이라고 사전에 나와 있습니다.

기초대사량은 많이 들어보셨을 거예요. 기초대사량은 세포를 고치고, 숨 쉬고, 장기를 움직이는데 사용합니다. 인바디 검사를 하면 보통 현재 나의 기초 대사량이 나오지요. 남자는 2,000 언저리 여자는 1,500 언저리가 나올 거예요.

기초대사량이란 생물체가 생명을 유지하는데 필요한 최소한의 에너지양입니다. 심장을 뛰게 하고 혈액이 돌고 숨을 쉬고 하는 가만히 누워서 숨만 쉬어도 필요한 에너지양이죠. 그래서 기초대사량이 높으면 다이어트에 유리합니다.

지금 다루려고 하는 '대사 속도'는 기초대사량과는 조금 다른 개념입니다. 사람마다 대사 속도가 빠른 사람이 있고 느린 사람이 있습니다. 일반적으로 대사 속도는 신체적, 정신적으로 조금 차이가 있어요. 대사가 느린 사람은 몸의 기능이 천천히 돌아간다는 의미이니 소모 에너지도 좀 적을 거예요. 장수에는 좀 유리할 수 있지만, 아무래도 다이어트에 불리하겠죠.

느린 대사와 빠른 대사 중 나는 어디에 속할까

저는 2020년 4월 20일부터 저탄고지를 시작했는데요, 처음 한 달 정도는 탄수화물을 조금씩 줄이다가 두 달부터 세 달 정도까지 거의 밥을 안 먹었습니다. 그런 시점에 대사 속도에 대해 알게 됐고 아무래도 느린 대사 같아서 밥을 좀 먹어야 하나 말아야 하나 하는 기로에 있었어요.

대사 속도도 궁금했고, 부족 비타민이 뭔지 알아내서 채워주고 싶은 마음도 있었고, 독소가 있다면 어떻게 해독을 하면 좋을지도 궁금해서 2020년 7월 17일 기능의학병원에서 모발검사를 진행합니다.

결과는 약 보름 뒤에 나왔어요. 인터넷에 모발검사를 검색하면 다양한 상품들이 있습니다. 모발검사는 키트를 사서 집에서 머리카락을 잘라서 연구소로 보내도 되는데 저는 혼자 할 자신도 없고 집에서 잘못 잘라 보내면 결과가 안 나온다고 하는데 검사 비용이 10만 원이 넘습니다. 실패하면 그 비용이 너무 커서 조금 더 주더라도 그냥 병원에서 진행을 했습니다.

생각보다 머리를 많이 잘라야 해서 안쪽에서 땜빵 안 나게 잘 잘라야 합니다.

아래 사진을 봐주세요. 왼쪽 사진의 낙서처럼 보이는 볼펜 글씨는 의사선생님께서 설명해주시면서 쓰신 거예요. 위에 '느린 대사' 라는 글자 슬쩍 보이시죠?

저탄고지를 시작하고 3개월쯤 되었을 때 한 모발검사 결과입니다. 제 그래프는 오른쪽의 대사유형 그래프 중 '느린 대사' 그래프와 많이 닮았죠? (대사유형 그래프는 정명일 박사의 유튜브 채널에서 가져온 자료입니다)

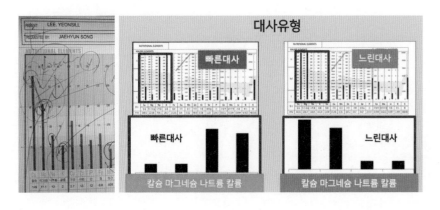

빠른 대사

1. 피부나 모발에 유분이 있고 촉촉합니다.
2. 혈액순환이 좋아 겨울에도 손발이 따뜻합니다.
   (이게 제일 부럽습니다)
3. 안색과 혈색이 좋은 편입니다.
4. 혈압이 높은 편입니다.
5. 맥박이 강하고 빠릅니다.
6. 담백한 음식을 선호합니다.
7. 땀이 잘 납니다.
8. 소변 횟수가 드뭅니다.
9. 생각이 빠르고 예리하며, 판단이 빠릅니다. 긍정적인 편입니다. 대사가 너무 빠른 경우는 불안, 초조, 폭력적 성향을 띠기도 합니다.

느린 대사

1. 피부나 모발이 건조하고 푸석합니다.
  (제가 모발은 그나마 나은데 피부가 무척 건조합니다)
2. 혈액순환이 나빠 수족냉증이 있습니다. (제 얘기)
3. 안색이 창백하고 칙칙합니다.
4. 혈압이 낮은 편입니다.
  (집안에 고혈압 내력이 있음에도 저는 가끔씩 저혈압이 잡힙니다. 뚱뚱하다고 다 고혈압이 아니더라고요)
5. 맥박이 약하고 느립니다.
6. 짜고 매운 음식을 선호합니다. (역시 제 얘기)
7. 땀이 잘 안 납니다.
8. 소변을 자주 보는 편입니다.
9. 결정이 느리고, 게으른 편입니다. 소심, 예민, 우울, 심드렁한 성향입니다. (그냥 막 뼈를 때립니다. 결정 느린 거 맞고요, 게으른 편도 맞고요, 소심한 것도 맞습니다)

빠른 대사와 느린 대사의 특징을 도표로 정리해봤습니다. 단순히 대사가 빠르고 느릴 뿐인데 신체적인 특징과 성격적인 부분이 참 많이 다르죠?

처음에 이런 특징들을 보고 저는 전반적으로 느린 대사 같았어요. 그런데 어떤 건 빠른 대사에 속해 있는 것도 있어서 확신이 안 서더라고요. 다른 항목은 다 느린 대사에 속하는데, 저는 땀이 많고 화장실도 자주 가는 편이 아니거든요.

그런데, 저는 왜 저의 대사 속도가 궁금했을까요? 그 이유는 저탄고지 다이어트를 할 때 탄단지, 즉 탄수화물, 단백질, 지방의 섭취량이 달라지기 때문입니다.

빠른 대사인 사람들은 탄수화물 양을 많이 적극적으로 줄여야 하고, 느린 대사인 사람들은 탄수화물을 극단적으로 줄이면 오히려 더 안 좋고 적당량 먹어야 합니다. 왜냐면 대사가 느리기 때문에 지방 분해도 잘 못하거든요. 그래서 탄수화물을 조금 넣어줘서 대사를 돌리는데 시동을 걸어주는 역할을 하는 겁니다. 탄수화물로 정신을 좀 차리게 한 뒤 일을 시킨다고 보면될 것 같습니다.

검사 결과, 예상대로 느린 대사가 맞았습니다. 내가 느린 대사가 아닐까 생각했던 결정적인 요인은 수족냉증이었어요.

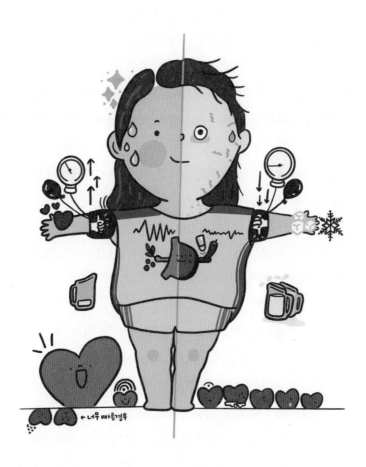

← 너무 빠른경우

몸에 지방이 이렇게나 많아도 추운 거 정말 싫어해서 저는 겨울이 되면 옷을 몇 겹이나 입고 다닙니다. 그리고 손발이 한 번 차가워지면 웬만해선 다시 따뜻해지지 않았어요. 오죽하면 손이 너무 차서 힘들면 저는 뜨거운 물로 설거지를 시작했습니다. 잘 때는 남편 엉덩이 밑에 손을 끼워 넣고 자고요.

내가 느린 대사라는 걸 알게 된 후부터 저는 약간의 탄수화물을 섭취합니다. 잡곡과 알곤약을 1:1로 섞어서 밥을 지어놓고 적은 양이라도 끼니마다 먹어주려고 노력합니다. 곤약밥이 없을 때는 그냥 흰밥을 먹기도 하고요. 감자나, 고구마, 단호박 같은 뿌리채소를 먹기도 합니다.

물론 느린 대사라고 해서 일반식처럼 탄수화물을 양껏 먹어도 된다는 건 아니고요, 한 끼에 1/4공기~1/3 공기 정도 먹으니 하루에 1공기 정도 먹는 셈입니다.

자, 이제 대사별로 저탄고지 다이어트를 할 때 어떤 방법을 사용해야 더 효과적인지 알아보기로 할게요.

사실 이 부분은 좀 의학적인 부분이 많아서 저도 정확히는 모르지만 제 수준에서 이해한 정도로 설명드릴게요. 다시 한 번 말씀드리면 저는 의학 전문가가 아니기 때문에 그리고 사람마다 모두 다른 몸을 가지고 살고 있기 때문에 저의 의견이 다 맞는 것이 아닙니다. 저 역시도 제가 경험한 것 밖에는 몰라요.

다만 제가 알고 있는 게 맞는지 책과 영상을 다시 한 번 싹 뒤져보고 제가 확실히 이해한 부분만 말씀드리고 있어요. 지병이 있는 분들은 어떤 다이어트나 어떤 식단을 하든 무조건 꼭 담당 의사선생님과 상의 후 진행하기를 권합니다.

대사별 저탄고지 식사 가이드
(feat. 빠른 대사, 느린 대사)

대사 속도에 따라 저탄고지 식단이 달라야 합니다. 이번에는 구체적인 식단 비율을 알아보겠습니다.

◆ 빠른 대사 식사 가이드 ◆

빠른 대사인 분들은 에너지 소모량이 많습니다. 그래서 탄수화물만으로는 에너지가 감당이 안 됩니다. 탄수화물이나 단백질은 1g 당 4kcal이고 지방은 9kcal입니다. 지방이 에너지양이 거의 두 배가량 많죠. 지방 비율을 60~65% 정도로 유지하고 단백질을 20% 탄수화물은 10% 정도 먹으면 됩니다.

퍼센트로 감이 안 올 텐데요. 무게로 따지면 매 끼니(하루 세 끼 기준) 탄수화물 식품으로 25g 정도 되니까 약 두 숟갈 정도 될 것 같습니다. 햇반 하나가 약 200g 정도 됩니다. 잡곡 같은 곡물 위주의 탄수화물이 좋습니다.

단백질은 100~150g 정도 드세요. 주로 고기가 되겠지만 해산물, 달걀 모두 가능합니다. 지방은 20~30g가량 드세요. 한 큰술이 15g이니 최대 약 두 큰술에 해당합니다. 주로 단백질로 고기를 섭취할 때 지방도 어느 정도 같이 먹게 되는데요. 그걸 제외하고도 따로 더 지방을 섭취하면 좋습니다. 조리할 때 버터나 오일을 첨가하거나 식전에 엑스트라 버진 올리브 오일을 한 숟가락씩 먹으면 도움이 됩니다.

그리고 채소를 2컵 이상 드시면 각종 미네랄을 보충할 수 있습니다. 하루 총 양으로는 탄수화물 75g, 단백질 300~500g, 지방 60~90g을 하루에 몇 끼 먹는지에 따라 잘 배분하면 됩니다.

지금 제가 말씀드리는 g은 순탄수, 순단백, 순지방이 아니라 음식물로 섭취할 때의 양입니다. 간단하게 탄수화물 75g은 밥 75g, 단백질 300g은 고기 300g 정도로 이해하면 되겠습니다.

빠른 대사인 분들이 탄수화물만 많이 먹으면 당뇨나 고혈압이 빨리 올 수 있다고 합니다. 연세 많으신 분들 중에 팔 다리 가늘고 배만 뽈록한 분들은 거의 빠른 대사라고 보면 된다고 해요. 거의 남자분들이 빠른 대사가 많습니다.

◆ 느린 대사 식사 가이드 ◆

느린 대사인 사람들은 체온도 좀 낮고, 변비가 있는 사람들이 많습니다. 제가 몽땅 해당되네요.

　주로 부신 기능이나 갑상선 기능이 저하되어 있을 가능성이 높은데요. 부신 기능에 대해서는 뒤에서 다시 다루도록 하겠습니다. 아무튼 느린 대사는 몸 안의 에너지가 천천히 돌고 있는 거예요. 각종 기능들도 떨어져 있고요. 그래서 탄수화물을 조금 먹어줘서 몸을 일단 반짝! 돌려주는 걸 해줘야 합니다.

　지방 비율을 50~55% 정도로 유지하고, (생각보다 많죠?) 단백질은 20% 정도로 빠른 대사와 비슷하게, 탄수화물은 20~25% 정도 드시면 됩니다. 우리 몸에 혈당이 떨어지게 되면 먹어서 보충하는 방법도 있지만 몸이 당 신생합성을 통해서 스스로 만들어내기도 합니다. 그런데 느린 대사는 그 기능이 떨어지기 때문에 탄수량을 좀 늘려주는 거예요.

　무게로 따지면 매 끼니(하루 세끼 기준) 탄수화물 식품으로 50g 정도 먹으면 되는데 약 1/4공기 정도 됩니다. 알콘약을 섞으면 양을 더 늘릴 수 있어요. 단백질은 100~150g가량 먹습니다. 빠른 대사와 동일합니다. 지방은 15g 정도 먹습니다. 한 큰 술이 15g입니다. 그리고 채소도 많이 먹어주면 좋은데요, 소화력도 떨어지기 때문에 처음부터 무리해서 많은 양의 채소를 섭취하지 말고 대사 속도를 좀 끌어올린 다음에 섭취해도 늦지 않다고 해요. 느린 대사가 채소를 처음부터 너무 많이 먹으면 속이 부대낄 수 있다고 합니다. 채소를 많이 먹는 분은 살짝 익혀 먹으면 도움이 될 거예요.

하루 총 양으로는 탄수화물 150g, 단백질 300~500g, 지방 45g입니다. 역시 하루에 몇 끼를 먹는지에 따라 잘 배분하면 됩니다. 본인이 느린 대사라 나 탄수화물 먹어도 된다! 라며 기뻐하는 분들이 있나요? 위의 양에서 보면 알겠지만 그렇게 많은 양의 탄수화물이 필요하진 않습니다. 밥을 좀 많이 먹는 것처럼 느끼고 싶으시면 알곤약을 섞어서 밥을 지으면 됩니다.

저는 느린 대사라 밥을 좀 챙겨 먹는 편입니다. 잡곡 400g과 알곤약 400g을 섞어서 밥을 지으면 200g짜리 5공기가 나옵니다. 곤약밥은 한 끼에 100g 정도 먹고, 일반 밥은 50g 정도 먹습니다.

위에서 말한 탄수량은 순탄수가 아니라 쌀이 밥이 되었을 때의 무게를 말씀드린 거예요. 저탄고지를 할 때 저는 가장 어려웠던 것이 각 영양소별 적정량이었습니다. 퍼센트가 됐든 무게가 됐든 둘 다 너무 어려웠거든요. 그러니 여러분도 가이드에 너무 목매지 말고 빠른 대사는 밥은 적게 먹고 지방은 신경 써서 챙겨 먹는다, 느린 대사는 매끼 1/4공기 정도 밥을 먹고 지방도 잘 챙겨 먹는다, 채소는 부대끼지 않을 만큼 먹는다, 고기는 좀 자유롭게 먹는다, 하는 내용을 기초로 하여 본인의 양을 찾으시길 바랍니다. 밥상 옆에 저울 가져다 놓고 잰다거나 앱으로 일일이 섭취량을 계산하지 마시고요.

그렇게 빡빡하게 하면 스트레스로 인한 악영향이 식단의 좋은 점을 다 말아먹습니다. 저는 처음부터 계산해가며 식단을 하고 싶은 마음도 없었고요, 그렇게 하면 일주일도 못하고 때려치울 것 같았습니다. 꼭 지켜야 할 가이드라인만 두고 나머지는 자신의 몸 상태에 맞게 맞춰나가길 권합니다. 그러면 고기를 너무 많이 먹게 되는데, 안 되는 거 아니냐 하겠지만 시간이 지나면 많이 먹고 싶어도 배가 불러 더 못 먹게 되는 시기가 옵니다. 몸을 믿고 환경을 만들어줘봅시다.

Tip

시중에 습식 알곤약이 있고 건조 곤약쌀이 있습니다. 건조 곤약쌀에는 타피오카 전분이 들어 있어서 탄수량이 낮지 않아요. 구매 시 잘 살펴보세요. 곤약밥을 지을 때 물 양을 잘 맞추어야 합니다. 쌀마다 수분 흡수력이 다르기 때문에 정확히 어느 정도다, 라고 말하기는 애매하지만 씻어서 물기를 쫙 뺀 쌀과 곤약쌀을 섞었을 때 밥 물이 살짝 덮을락말락 하는 정도만 잡아주어야 합니다. 약간 모자라지 않을까? 하는 정도로 잡아주어야지 안 그러면 밥이 엄청 질어집니다.
그리고 곤약밥은 냉동은 권하지 않으니 소량만 해서 냉장실에 넣어놓고 빨리 먹는 게 좋습니다.

느린 대사를 끌어올릴 수 있는 방법

이번엔 느린 대사인 분들이 대사를 좀 끌어올릴 수 있는 방법에 대해 이야기해볼게요. 본인이 대충이라도 어느 대사에 속하는지 확인해보면 이번 내용이 도움이 될 것 같습니다. 빠른 대사인 분들은 해당사항이 없을 거예요. 앞서 언급했지만 대사량과 대사 속도는 다릅니다.

대사량 ≠대사 속도

대사량은 내 몸을 돌리는데 어느 정도의 에너지가 필요한가를 따지는 거고요, 대사 속도는 내 몸에서 에너지를 빠르게 소모시키는지 느리게 소모시키는지를 뜻합니다.

이번에는 대사 속도 중 느린 대사의 속도를 끌어올리는 방법을 이야기해보려고 합니다.

느린 대사인 분들은 하비(하체 비만)가 많다고 하네요. 솔직히 저는 느린 대사에 속하지만 전체적 비만입니다. 꼭 하비에 속한다고 할 수는 없어요. 그냥 다 비만이에요. 일반적으로 하비라고 하니 알아두시면 되겠습니다.

느린 대사의 원인은 무엇 때문일까요?

대체로 부신과 갑상선의 기능이 저하됐을 때 느린 대사가 된다고 해요. 사람이 태어날 때부터 대사가 정해져 있는 건 아니고요, 성장하면서 변한다고 합니다. 부신, 갑상선 이름은 들어봤는데 정확히 어떤 일을 하는지는 잘 모르는 분들 많으시죠? 저도 몰랐습니다. 다이어트하면서 부신을 공부하게 되는 날이 오다니, 참 느낌이 묘합니다. 부신과 갑상선의 공통점은 호르몬을 만드는 장기라는 점입니다.

부신은 좌우 신장 위에 위치해 있는 내분비 기관인데요. 신체 대사와 관련된 여러 가지 호르몬들을 주로 만듭니다. 근데 기능을 제대로 못해서 호르몬을 너무 조금 만들면 몸의 대사 속도가 느려지게 됩니다. 에너지를 만들지도 못하고, 그렇다고 쓰지도 못하고, 소비가 안 되니 살찌고, 이 사이클이 무한 반복됩니다.

갑상선은 목에 있죠. 갑상선 호르몬은 여러 기능이 있지만 그중에 체온 유지 기능이 있습니다. 역시 호르몬이 너무 적게 나오니 체온이 낮게 유지되고 심박수도 적고 심박출량도 낮고 그러니 저혈압이고 스트레스를 해결하는 능력도 떨어지고 장 운동 능력도 떨어지니 변비와 소화불량도 있습니다.

다행히도 대사를 올리는 게 어렵긴 하지만 가능하다고 해요.

그 방법을 알아볼게요.

첫째, 커피는 적당히~ 커피의 카페인이 부신을 자극해서 안 그래도 피로한 부신을 막 쥐어짜냅니다. 그러면 기능은 더 떨어지게 되겠죠. 한동안 끊거나 하루 한 잔 정도만 마시세요. 방탄커피는 어쩌냐 하는 분들은 디카페인으로 마시거나 커피 말고 그린 스무디 같은 다른 음료를 마셔도 됩니다.

둘째, 적당량의 탄수화물 섭취 대사별 식사 가이드를 말씀드리면서 느린 대사는 탄수화물을 좀 섭취해야 한다고 했어요. 지방을 분해할 만큼의 에너지가 없기 때문에 탄수화물로 몸을 약간 워밍업 시켜줘야 합니다. 그러나 너무 많이 말고 매끼 밥 무게 기준 50g 정도씩 드세요. 고구마나 단호박, 감자 같은 비정제 복합 탄수화물이 좋습니다. 탄수화물 먹어도 된다고 해서 라면 50g, 빵 50g 이렇게 생각하는 분은 안 계실 거라고 믿습니다.

셋째, 너무 빡세게 운동하지 않기 살이 잘 안 빠지니까 운동을 더 빡세게 하는 분들도 있는데 잠시만 워워~하세요. 보통 느린 대사는 만성피로가 있는 경우가 많은데, 부신이 피로해져 있습니다. 근데 운동을 과하게 하면 부신이 퍼져서 대사가 더 느려집니다. 가벼운 산책, 걷기 정도만 하시고 제발 일찍 주무세요. 수면 부족만큼 몸에 큰 스트레스가 없다고 하죠. 운동은 대사를 조금 올려놓고 해도 늦지 않습니다.

넷째, 비타민과 미네랄 섭취 여러 비타민 종류 중에서도 비타민 B가 꼭 필요한데요, 비타민 C와 궁합이 좋다고 하니 같이 먹으면 좋습니다. 이 밖에도 칼슘, 마그네슘, 아연, 크롬 등과 비타민 D, A, 오메가3, 그리고 소화가 어려우니 소화 보조 영양제도 섭취하면 좋다고 합니다. 적정량을 따로 적지 않은 건 사람마다 필요한 양이 모두 다르기 때문입니다.

본인이 느린 대사인지 빠른 대사인지 짐작으로 넘겨짚지 말고 모발검사를 통해 꼭 결과를 받으면 좋겠습니다. 결과가 나오면 결과지를 들고 저탄고지 식단을 이해하는 기능의학 병원을 찾아가서 비타민이나 미네랄 섭취에 대한 상담을 받길 권해드립니다. 비타민도 잘못 먹으면 (좋을 게 없는 정도가 아니라) 독이 될 수도 있어요. 꼭 의사와 상의하세요.

스트레스를 받으면 나오는 호르몬인 코르티솔 또한 부신에서 만들어냅니다. 그러니 스트레스를 장기적으로 많이 받으면 부신이 호르몬을 만드느라 너무 지치겠죠. 그래서 스트레스 관리를 잘해야 해요. 그 첫 번째가 수면! 그리고 그다음 추천드리는 방법은 명상입니다. 뱃속 안을 다스려야 겉모습이 바뀌는 것 같습니다.

공부할수록 결국 정신과 신체는 하나라는 생각이 점점 많이 듭니다. 《돈의 속성》을 쓴 김승호 회장은 그의 저서인 《생각의 비밀》에서 이렇게 말합니다.

"다이어트나 운동의 최종 목표는 건강한 몸이다. 몸이 바뀌면 마음이 바뀌고 마음이 바뀌면 몸도 바뀐다."

제가 다이어트에 대해 생각하고 있는 것과 너무 같아서 깜짝 놀랐네요. 모두 자기 몸을 잘 아는 건강한 다이어트하셨으면 좋겠습니다.

저탄고지 하면 운동 안 해도 된다고요?

저는 타고난 물렁살에 끈기도 없고 근육도 없는 그냥 살만 있는 사람입니다. 저탄고지를 선택한 이유 중에 아주 큰 부분이 운동을 안 해도 된다는 점이었어요. 그게 사실인지 아닌지 한번 이야기해볼게요.

저탄고지를 시작하기 바로 얼마 전부터 순전히 가슴이 너무 답답해서 아침에 공복 걷기를 30분씩 했는데 18kg을 감량할 때까지 한 운동이라곤 그게 다였습니다. 체지방 감소에 도움이 되길 바라는 마음으로 했던 건 아니었고, 그저 우울한 마음을 걷기로 달랬었습니다. 코로나가 시작되며 아이들은 모두 집에 있고, 저도 일자리를 반은 잃었어요. 하루종일 집에서 300보도 안 걷는 날이 이어지면서 몸무게가 인생 최대치를 찍었고, 몸도 아프고 마음도 아팠습니다. 그때 음악과 함께 걸으면 감정이 많이 안정이 됐어요.

솔직히 걷기는 핑계고 저는 아마 혼자 있는 시간이 필요했던 것 같습니다. "저탄고지 하면 운동 안 해도 살 빠진다던데?"라는 이야기 들어본 적 있으신가요? 전 들어봤습니다. 저는 주로 집에서 일을 하니 음식을 해 먹으며 식단은 조절할 수 있을 것 같은데 평생 고강도 운동은 못할 것 같았어요.

'운동 그만두면 또 요요가 올 텐데… 그 요요의 고리를 내 이번에 끊어내리!' 하는 마음도 있었습니다.

예전에 첫째를 낳고 저지방식과 하루 만보 걷기를 6개월 이상 해서 18kg을 감량한 적이 있었어요. 유모차를 밀면서 육상 트랙을 몇 바퀴를 돌았게요. 그 싫어하는 운동을 그래도 6개월 하면 습관이 될 줄 알았거든요? 근데 아니더라고요. 만보 걷기 안 하니까 세상 너무 좋고 편하더라고요. 그리고 어떻게 됐을까요? 네, 요요 왔어요. 그때 알았습니다.

아! 이건 내가 평생 지속할 수 없는 거구나….

그래서 저탄고지를 알았을 때 반신반의하며 운동 안 하고 살을 뺄 수만 있다면야 식단 귀찮은 거쯤이야 내 이겨내주리 하며 시작했던 거였는데 오! 빠졌어요.

그런데 저탄고지 하는 분들 보면 결국에는 운동을 하라고 권합니다. 의사선생님들도 그렇게 말씀하시고요. 아니 운동하기 싫어서 저탄고지 하는데 운동을 하라고?? 배신감 장난 없지요!

저탄고지 하면서 운동은 왜 해야 할까요?

저탄고지가 근손실은 거의 없으면서 지방을 줄여주는 다이어트가 맞습니다. 그런데 막 복근이 생기거나 애플힙이 되거나 그러진 않아요. 그런 건 역시나 운동을 해주어야 합니다.

저탄고지도 남자와 여자가 결과가 다르게 나타납니다. 남자분들 중에서는 저탄고지만 해도 복근이 드러난다는 분도 있어요. 부러움을 넘어서 짜증이 납니다. 여자분들은 이런 일은 거의 없다고 보면 됩니다.

사실 저탄고지를 공부하고 실제로 해보는 분들 중에도 유산소 운동을 해라, 아니다 고강도 근육운동을 해야 한다, 등 의견이 분분합니다. 그런데 저는 그냥 둘 다 하는 게 맞다고 생각합니다. 운동은 항상 옳거든요. 다만 헬스장 끊어서 하루에 몇 시간씩 하는 거 말고 유산소 30분 내외, 근육운동도 일주일에 3~4번 하루 10분 이내, 요 정도면 충분하지 않을까 해요.

물론 보디빌더가 직업이거나 운동선수인 분들에게는 맞지 않습니다. 또 바디프로필 찍는 분들께도 맞지 않지요. 제가 말씀드리는 건 딱 저 같이 운동 싫어하고, 평생 운동이라곤 해본 적 없고, 태어나기도 선천적으로 근육량이 적고, 헬스장 갈 시간도 돈도 없는 일반인 기준입니다.

그럼, 적당한 운동량의 기준은 뭘까요?

60%의 운동강도로 30~45분 정도 운동을 하면 체지방이 가장 잘 빠진다고 합니다. 그럼, 60%의 운동강도를 어떻게 측청하느냐! 60% 운동강도 구하는 공식입니다.

유튜브 〈라이프핏〉

(최대 심박수-안정 심박수) × 0.6 + 안정 심박수

최대 심박수는 〈220 - 자신의 만 나이〉로 계산하면 됩니다. 안정 심박수는 지금 현재 심박수를 1분 동안 재보거나 10초 동안 세보고 곱하기 6을 합니다. 저는 이렇게 계산을 해봤더니 138.6이 나왔어요. 심박수가 139 정도 되면 그 운동 강도가 저한테는 60% 정도 된다는 건데요, 스포츠 워치가 있으면 심박수 측정이 비교적 쉽겠지만 그렇지 않은 경우에는 운동하며 옆 사람과 이야기할 때 헉헉대며 말할 수 있는 정도입니다.

생각해보니 저는 새벽에 남편과 걸을 때 제가 주로 말을 하는데 진짜 헉헉대며 말을 하거든요. 오르막에서는 거의 숨을 못 쉬어요. 제 걷는 강도가 60% 정도 되는 것 같습니다.

유산소 운동은 숨이 찰 정도로 해주면 좋다고 하고, 무산소 운동은 어떤 걸 얼마나 해주면 좋을까요?

◆ 스쿼트 ◆

일명 앉았다 일어나기. 하체 근력운동에 좋은데 하체 운동에 집중하는 이유는 하체 근육이 우리 몸에 가장 많아서 여기에 근육이 많으면 대사량이 올라갑니다. 10~15회 3세트 정도 하면 좋습니다. 이 운동이 좋다는 걸 알면서도 저는 얼마 전까지 하지 않았었는데요. 집에 전신 거울도 없고 해서 제 동작이 정확한지에 대한 확신이 없었어요. 남편이 봐주면서 "바로 그 자세야!" 라고 하면 저는 이상하게 균형을 잃고 뒤로 넘어가더라고요. 그래서 요새는 벽에 손을 대고 하는데 저처럼 뒤로 넘어가는 분은 이렇게 시작해보세요.

가장 좋기로는 전문가에게 제대로 배우고 하는 겁니다.

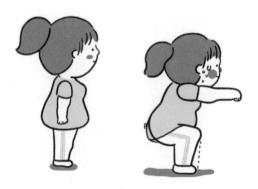

◆ 런지 ◆

크게 걸으면서 앉는 동작입니다.

아마 보면 바로 아실 거예요. 코어 근육이 너무 없는 분은 양 옆으로 심하게 흔들려서 발을 내디딜 수가 없을 겁니다. 제가 그랬습니다. 잘못하다간 넘어져 다칠 수도 있으니 너무 흔들리는 분들은 다른 운동을 하길 바랍니다. 코어를 키운 다음에 다시 도전해도 됩니다.

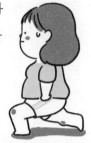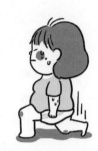

◆ 플랭크 ◆

적정시간은 30초에서 1분 정도라고 하고 3세트 정도가 좋습니다. 저는 30초에서 시작해서 지금 1분까지 늘렸는데 1분만 해도 죽을 것 같습니다. 유튜브에 함께 플랭크하는 영상들이 많으니 선택해서 보면서 해보는 것도 추천드립니다.

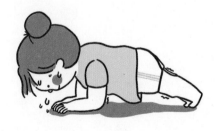

근육 운동은 매일 할 필요는 없고 일주일에 3~4번 하면 됩니다. 저탄고지에서 운동은 보통 정체기를 타파하는 용도로 많이 시작합니다. 저는 저탄고지를 시작하기 전부터 걷기를 하고 있어서 정체기가 왔을 때 운동을 더 해볼까 하다가 근육운동을 추가했습니다.

운동을 한다고 해서 몸무게가 쑥쑥 줄어들지는 않지만 옷 입을 때 헐렁해지는 부분이 달라짐을 느낄 수 있습니다. 더 빠르게 감량할 목적으로 너무 힘든 운동을 너무 오래 하면 오히려 스트레스 호르몬을 자극해서 진만 빼고 살은 안 빠질 수 있으니 무리한 운동은 삼가하세요.

가수 김종국 씨가 이런 말을 했다고 해요.

"운동만 하고 음식을 제대로 챙겨 먹지 않으면 그건 그냥 노동이야, 노동! 운동은 끝나고 먹는 것까지가 운동이다."

으아, 멋있습니다. 저탄고지 안 해도 운동은 하는 게 좋겠죠. 무리하지 않고 다치지 않게 몸을 잘 살피며 시작하셨으면 좋겠습니다. 운동은 항상 옳습니다.

저탄수 레시피

‖

　저는 전문적인 요리사는 아닙니다. 그저 집에서 밥 해먹는 엄마에요. 처음에 식단을 시작할 때부터 재료의 양을 정확하게 재서 먹지 않았기 때문에 레시피에 "원하는 만큼"이라는 말이 자주 나옵니다. 사람마다 밥배의 크기가 다르잖아요. 특히 고기류의 양은 정말 본인이 원하는 만큼 하면 되고 그에 따라 간도 달라지겠죠.

　어떤 다이어트를 해도 결국 음식은 자기 손으로 해먹어야 효과가 나타납니다.

　이렇게도 해보고 저렇게도 해보면서 자기 입맛에 맞는 음식을 찾아가는 재미를 느껴보셨으면 하는 바람입니다.

저탄수 레시피 CONTENTS

방탄커피 대신 이런 것도 마실 수 있어요!

방탄커피가 고소하고 맛있긴 하지만 항상 같은 걸 마시면 지겹기
도 하고 카페인 예민한 분들은 커피 마시기가 힘들 수 있어요.

혹은 방탄커피가 영 입맛에 안 맞는 분도 있어요.

그래서 방탄커피를 포함하여 6가지 음료를 알려드릴게요.

1. 오리지널 방탄커피

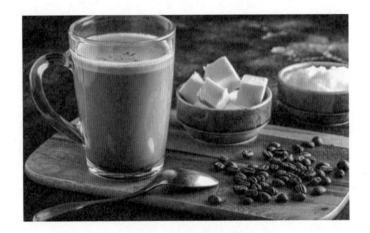

재료 준비 뜨거운 물 200ml, 커피 1봉지 (G7, 카누 등 / 또는 에스프레소를
내려 물을 약간 섞습니다), 기버터 또는 버터 1큰술, MCT 오일 또는 코코넛
오일 1작은술(부터 천천히 늘려 1큰술까지. MCT 오일은 사람에 따라 복통
을 일으키기도 하니 적은 양부터 천천히 양을 늘립니다)

모두 섞어 믹서기든 도깨비방망이나 우유 거품기로 30초~1분 정
도 돌리면 끝!

수저로 휘휘 젓기만 하면 커피와 지방이 분리가 됩니다. 꼭 잘 섞어서 충분히 거품을 내주세요. 거품이 나야 지방이 잘 쪼개져서 몸에 흡수하기 쉬운 상태가 됩니다. 거품 기억해주세요.

방탄커피는 연하면 맛이 없습니다. 진한 커피를 사용하세요. 제가 〈생로병사의 비밀〉에 출연했을 때 생각지도 못한 것에 반응이 있었는데 우유 거품기였습니다. 내돈내산. 장점은 뜨겁게 데워주는 것부터 섞어서 거품 내주는 것까지 자동으로 된다는 점이고, 단점은 설거지가 나옵니다. 저는 방탄커피 때문에 구입한 건 아니고 집에서 라떼를 만들어 먹으려고 사놓고 사용하지 않다가 방탄커피 제조에 사용해보니 편해서 잘 사용하고 있습니다.

2. 방탄라떼

> 재료 준비 무설탕 아몬드 밀크 1팩 또는 200ml, 커피 1봉지 또는 에스프레소 1샷, 기버터나 버터 1큰술, MCT 오일이나 코코넛 오일 1작은술부터, 시나몬 가루 약간 (생략 가능)

물 대신 아몬드 밀크를 넣고 모두 섞어 거품 내서 드시면 끝!

아몬드 밀크를 줄이고 생크림을 2큰술 정도 넣어도 맛있습니다.

단맛이 필요하면 에리스리톨이나 알룰로스를 첨가합니다.

아침 간헐적 단식 때 식사 대용으로 먹는다면 단맛 나는 감미료는 사용하지 마세요. 혈당을 올리진 않지만 인슐린은 자극할 수도 있습니다. 그러면 단식이 깨집니다. 마트에서 파는 알룰로스는 원재료명 확인하고 순수 알룰로스인지 확인하세요.

3. 방탄 코코아

> 재료 준비 무설탕 아몬드 밀크 1팩 또는 200ml, 무가당 코코아 1큰술, 무가당 초코칩 1 1/2 큰술 (마트에서 카카오 90%나 99%로 된 초콜릿을 사서 부셔 넣어도 됩니다), 시나몬 가루 약간, 에리스리톨 1큰술 (생략 가능. 입맛에 따라 가감), MCT 오일이나 코코넛 오일 1작은술부터.
> 부재료 (데코용) 카카오닙스 1작은술, 생크림이나 코코넛 크림 1큰술, 코코아 파우더 약간

냄비에 다 넣고 끓이면 됩니다. 버터나 MCT 오일을 넣으면 거품화 과정 거치면 좋습니다. MCT 오일을 넣을 거면 불 끄고 마지막에 넣고 잘 섞어주세요.

코코아 가루를 살 때 전분이 섞여 있나 확인하시고요, 구하기 어려우면 그냥 카카오 함량 높은(99%) 초콜릿을 부셔서 그것만 녹여서 아몬드 밀크에 넣어 먹어도 맛은 비슷합니다.

재료가 많다 하면 아몬드 밀크, 코코아 가루, 시나몬 가루만 넣어 잘 섞어 마셔도 괜찮습니다. 아이들 용으로 나온 우유에 타먹는 코코아는 설탕이 많으니 무가당 코코아를 확인하세요.

4. 방탄 땅콩 스무디

재료 준비 무설탕 아몬드 밀크 1팩 또는 200ml, 생크림 50ml, 당이나 오일 첨가 안 된 순도 100% 피넛버터 2큰술, 무가당 코코아 1큰술, 얼음 1컵

다 넣고 믹서기로 갈아주면 됩니다.

땅콩은 저탄고지식에서 추천하는 견과류는 아니지만 매일 먹는 게 아니니 가끔 저는 허용합니다. 개인적으로 좋아하는 맛입니다.

5. 방탄 그린 스무디

재료 준비 치아시드 1/2큰술, 코코넛 크림 또는 생크림 60ml, 무가당 요거트 60ml, 아보카도 1/4개 (냉동제품도 괜찮아요), 무설탕 아몬드 밀크 3/4팩 또는 150ml, 초록 잎채소 1컵 (상추, 양상추 등), 얼음 약간

모두 넣고 믹서기로 갈아주면 됩니다. 재료가 많아 보이지요? 그냥 집에 있는 대로 넣되 초록색 야채를 같이 넣으면 됩니다. 요거트는 넣는 게 맛있어요. 커피보다는 몸에 훨씬 좋을 거예요. 맛은 호불호가 갈리지만 먹어보지 않고는 모르니 도전해보세요.

소화기능에 문제가 없으면 즙보다는 갈아 마시는 걸 추천합니다. 착즙은 식이섬유가 몽땅 빠진 거라 건강에 도움이 되지 않습니다.

6. (한국인이라면) 사골국

직접 끓여 먹으면 좋겠지만 우리는 모두 바쁜 사람들이고 내가 끓인 사골국이 맛있다는 보장이 없으니까 경제 활성을 위하여 사 드시기를 권장합니다. 믿을 만한 음식점에서 사다 먹는 것도 좋고, 시판을 구입해도 됩니다. 다만 시판용을 구입할 때는 뒤에 원재료명을 꼭 확인하고 최대한 첨가물이 없고 심플한 제품을 구입하기를 추천드립니다.

몸이 부대껴 커피가 힘이 들 때는 저는 사골국을 종종 아침에 커피처럼 마셔요. 소금을 타서 짭짤하게 먹어야 마실 만합니다.

속도 편하고 좋습니다만 카페인이 없어서 잠을 쫓아주지는 못합니다.

저탄고지 식단은 해외에서 시작이 되어

우리나라에 들어온 역사가 짧습니다.

한식에 적용하려면 아직도 많은 연구가 필요하지만

우리 주식인 밥을 딱 끊을 필요는 없습니다.

종류를 바꾸고, 어떤 건 양을 줄이고, 또 어떤 건 양을 늘리면

한식 내에서도 충분히 적용 가능합니다.

곤약밥

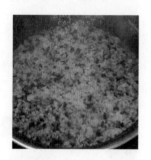

재료 준비

잡곡쌀 1컵 + 현미 1컵 총 2컵 (백미 2컵도
가능. 집에 있는 쌀로 하세요)
쌀 모양 습식 곤약 200g 두 봉지
옵션 밥 다시마 2작은술 (없으면 생략)

1. 쌀은 씻어 놓고 밥알 모양 곤약은 충전수를 빼서 채반에 놓고
   물로 한 번 헹궈줍니다. 곤약 특유의 냄새에 예민한 분들은 약
   한 식초물에 잠시 담가 두었다 물을 버리고 사용합니다.
2. 씻은 쌀과 곤약쌀 모두 물기를 빼서 밥솥에 넣고 한 번 섞습니
   다. 물은 쌀이 잠길락말락하게 거의 쌀높이와 같게 잡아줍니다.

물이 많으면 죽처럼 되니 차라리 물이 좀 모자라다 싶게 잡으세요. 밥 다시마가 있으면 넣고 섞습니다.

3. 잡곡 취사 누르면 끝. (백미는 백미 취사)

4. 찰기라고는 없으니 찰진밥을 기대하진 말아주세요.

Tip

쌀곤약이나 곤약쌀이라고 검색하면 건조된 곤약쌀이 나오는데요. 타피오카 전분이 섞여 있으니 건조된 거 말고 습식으로 구입하세요. 곤약밥은 냉동 보관하지 말고 냉장 보관하고, 먹을 때 전자레인지에 1분 ~ 1분 30초 정도 데우면 됩니다.

고기 듬뿍 순두부찌개

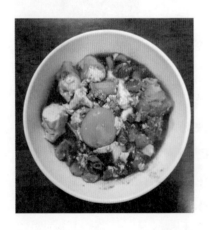

재료 준비 순두부 한 팩
아무 고기나 원하는 만큼
대파 1/2대, 달걀 2개
양파 중간 크기 1개 깍둑썰기
고춧가루 2작은술
어간장 (액젓, 국간장 가능)
양념장 다진 대파, 다진 마늘, 오일 1:1:1로 섞어두기

1. 대파, 마늘, 오일을 1 : 1 : 1로 섞어놓습니다.

2. 만들어놓은 양념장 1큰술과 준비한 고기를 먼저 볶아줍니다.

3. 고기에서 기름이 나오기 시작하면 고춧가루를 넣고 볶습니다.

4. 고추기름이 나오면 양파를 넣고 볶습니다.

5. 물을 자작하게 부어줍니다. 순두부에서도 물이 또 나오니 너무 적지 않을까? 하는 정도로 물을 넣어줍니다. 끓으면 국간장, 액 젓류, 어간장 등으로 간을 맞춥니다. 조금 짠 듯해야 두부를 넣 었을 때 싱겁지 않아요.

6. 두부를 넣고 달걀과 대파도 넣고 보글보글 끓이면 끝입니다.

7. 밥 없이 이것만 먹거나 밥 1/4공기 정도, 곤약밥 1/2공기 정도, 익힌 콜리플라워 라이스, 양배추밥 등과 함께 먹으면 됩니다.

저탄고지에서 콩 자체는 그다지 추천하는 재료는 아닙니다. 콩에 들어 있는 여러 성분들이 소화불량, 장누수증후군 등을 일으킬 수 도 있다고 알려져 있거든요. 대부분 익히거나 발효되면 많은 부분 사라집니다. 그러나 콩 자체는 탄수함량도 낮지 않아서 많이 먹으 면 키토시스를 방해하기도 합니다.

그러니 콩은 주로 발효식품 위주로 가끔 먹으면 좋습니다. 찌개에 넣어 먹는 두부, 청국장, 된장찌개, 낫또 모두 괜찮습니다. 어마무 시하게 많이 매일같이 먹지만 않으면 큰 문제는 없습니다.

저도 두부 종류는 속이 편해서 즐겨 먹습니다.

저탄고지를 하면서 바삭바삭한 식감이 그리울 때

가끔 만들어 먹는 간식 레시피를 들고 왔어요.

키토 치즈 크래커

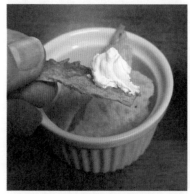

파마산 치즈 4밥숟갈 (수북하게)

재료 준비
달걀 1개

아몬드 가루 4밥숟갈 (수북하게)

1. 재료 모두 넣고 섞어줍니다. 아몬드 가루와 파마산 치즈 가루
   는 동량으로 해주세요. 반죽의 질기에 따라 가루류를 더해도 됩
   니다. 달걀 크기에 따라 질기가 달라지므로 다 섞어보고 손에
   묻어나지 않을 정도의 질기면 적당합니다. 좀 되직해야 완성품
   이 바삭합니다.

2. 이제 반죽을 종이포일 사이에 넣고 밀대로 최대한 얇게 밀어줍니다. 얇게 밀어야 바삭합니다.

3. 종이포일 윗부분은 잘라버리고 넓게 민 반죽을 180도로 예열된 오븐에 넣고 15분 동안 굽습니다. 통째로 구우면 가운데 부분이 좀 덜 바삭할 수 있습니다. 모양을 내거나 잘게 잘라서 구워도 됩니다. 집집마다 오븐 사양이 다 다르기 때문에 10분이 넘어가면 잘 들여다봐야 합니다. 가장자리부터 갈색빛이 나기 시작하는데, 너무 과하면 타고 너무 덜하면 가운데가 눅눅해요. 최대한 얇게 미는 게 팁입니다.

4. 오븐이 끝나면 꺼내서 잘 식혀줍니다. 식으면 더 바삭해집니다. 밑에 종이포일은 떼고 식힘망에 올려주면 더욱더 바삭해집니다.

5. 식은 한 덩어리 크래커를 손으로 잘 부숴줍니다. 크림치즈나 피넛버터(단맛 없는 진짜 피넛버터)를 올려서 입이 심심할 때 먹으면 됩니다. 꽤 짭짤한 크래커입니다.

주의! 맥주를 부르는 맛이므로 조심해야 합니다. 먹고 남은 건 잘 밀봉해서 상온에 두면 며칠 먹을 수 있어요. 많이 먹으면 은근 배가 든든해지니 끼니때는 조심해서 드시기 바랍니다.

고기가 물릴 수 있을까? 싶었던 저도 식단을 하다가

고기가 먹기 싫어 울 뻔한 적이 있었습니다.

그럴 때 가장 많이 이용하는 재료가 달걀이에요.

먹고 나면 속이 편하고 몸이 가볍습니다. 다양하게 즐겨보세요.

양배추 계란전

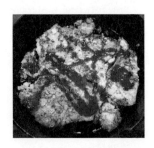

재료 준비 달걀 2~3개
양배추 3줌 (잘게 썰거나 얇게 채 썬 것)
후추, 소금, 버터나 오일
옵션 치즈나 잘게 썬 베이컨 또는 새우
소스 저탄수 케첩, 스리라차 소스, 키토 마
요네즈

1. 얇게 채 썬 양배추와 달걀을 잘 섞고, 소금, 후추로 간을 합니다.

2. 달궈진 프라이팬 위에 버터나 코코넛 오일을 넣고 1번을 쏟아
   넣습니다. 베이컨이나 새우를 넣고 싶으면 계란물을 넣기 전에
   먼저 볶습니다.

3. 꽤 두툼해서 익히는데 시간이 조금 필요합니다. 살짝 아래를
   들어서 노릇해지면 재주껏 잘 뒤집습니다.

4. 살짝 눌렀을 때 노란 계란물이 안 올라오면 다 익은 겁니다.

5. 입맛에 따라 치즈 종류를 얹어서 먹어도 맛있고, 약간의 소스
   를 곁들여도 좋습니다.

에그 샐러드

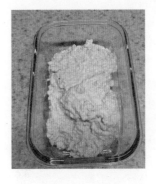

재료 준비 삶은 달걀 3개
키토 마요네즈 1.5큰술 ~ 2큰술
후추 약간
옵션 스리라차 소스, 하인즈 머스터드 약간씩

1. 삶은 달걀을 잘 으깨줍니다. 포테이토 매셔를 사용하면 편한데
   포크로 해도 됩니다.
2. 으깬 달걀과 마요네즈, 후추 넣어서 섞으면 끝입니다. 취향에 따
   라 매콤한 맛이 필요하면 스리라차 소스를 넣어주시고, 머스터드
   소스도 잘 어울립니다.
3. 빵에 얹어 함께 먹는 순간 저탄고지 음식이 아닌 게 되니, 이것만
   단독으로 드세요. 배는 안 고픈데 자기 전에는 배가 고플 것 같을
   때 간단하게 먹기 좋습니다.

저탄고지 식단에서 가능한 면, 천사채 / 곤약면 / 면두부 / 미역국수~
호로록! 하는 그 느낌이 그리울 때 한 번씩 먹는
저탄수 국수들을 모아봤습니다.

천사채

제가 식단 초반에 아주 많이 먹었습니다. 저는 저탄고지 하면서
천사채도 식용이 가능하다는 걸 처음 알았어요. 횟집 가면 횟감
밑에 깔아주는 꼬불꼬불하고 투명한 그거 맞습니다. 그걸 어떻게
먹나 했는데 먹는 방법이 있습니다. 뜨거운 물과 베이킹 소다만
있으면 정말 당면이랑 아주 비슷한 식감을 느낄 수 있어요.
조금만 먹어도 포만감이 있어서 탕 종류에 밥 대신 넣어서 많이
먹었습니다. 잡채도 가능합니다.

Tip

천사채 당면화 - 천사채는 채반에 받쳐서 물기를 빼고 뭉친 곳을 풀어서
준비해둡니다. 냄비에 물을 팔팔 끓이고 물이 끓으면 불을 끕니다.
끓인 물에 베이킹 소다 1큰술을 넣고 잘 섞은 다음 천사채를 넣고 골고루
뒤집어줍니다. 뚜껑 닫고 그대로 40분간 둡니다.
40분 뒤 천사채 몇 가닥을 건져서 손으로 당겼을 때 끊어지지 않고 적당
히 늘어나면 완성~! 이 느낌은 몇 번 해보면서 감을 잡을 수 있습니다.
완성 후 물기를 빼서 냉장에 보관하면 됩니다. 최대한 빨리 드세요.

곤약면 / 면곤약 / 실곤약

저탄고지 하기 전에도 여름에 콩국수 먹을 때 가끔 먹었던 곤약면이에요. 그 특유의 향을 싫어하는 사람들도 있지만 식초물에 잠깐 담가두면 향은 대부분 사라집니다. 저는 주로 차게 먹었는데 따뜻하게 해서 스파게티 면을 대신해도 괜찮습니다.

면두부

최근 두부로 만든 면이 나오면서 엄청 기뻤습니다. 중국요리 좋아하는 분들은 면두부 많이 드셔 보셨을 텐데요, 대부분 중국에서 들어온 제품이라 좀 꺼려졌었거든요. 요즘 면두부가 여러 회사에서 나오고 있는데요. 콩 원산지가 어딘지 GMO 콩은 아닌지 확인이 가능하다면 꼭 확인하고 구입하길 바랍니다. 파스타면 대용으로 많이 먹기도 합니다.

미역국수 / 해조국수 / 해초국수 등

식품회사에서는 낮은 칼로리로 홍보를 하는 모양인데 저는 칼로리보다는 원재료와 성분을 봅니다. 제가 인터넷 쇼핑 목록에 나오는 미역국수를 쭉 봤는데요. 다들 미역 성분이 가장 많은 건 맞는데 첨가물이 적은 게 있고 많은 게 있어요. 당연히 밀가루나 전분류는 없고 첨가물도 적은 국수가 몸에는 더 좋겠죠. 삶지 않고 충전수만 빼고 헹구면 바로 먹을 수 있게 나옵니다. 변비에 좋을 것 같은 느낌이 듭니다.

위에 4가지 면들은 라면이나 잔치국수에서 느끼던 그 식감을 온전히 느낄 수는 없습니다. 그래도 이제 국수나 파스타는 자주 먹을 수가 없으니 그럭저럭 충족을 시켜주는 것 같아요. 호로록! 이게 가능하게 어딘가요. 꼭 저탄고지를 하지 않더라도 이 면들은 칼로리가 무척 낮은 편이니 상황에 따라 잘 사용하면 좋을 것 같습니다.

저탄고지 레시피는 해외가 더 다양합니다.

해외요리는 오븐을 이용하는 경우가 많은데

재료 다 모아서 오븐에 넣고 기다리기만 하면 돼서

개인적으로 좋아합니다. 기름도 사방에 튀지 않고요.

토마토 시금치 프리타타 (Tomato Spinach Frittata)

프리타타(frittata)는 서양식 계란찜이나 오믈렛이라고 생각하시면 됩니다. 재료를 다양하게 응용할 수 있어서 제가 좋아하는 요리입니다.

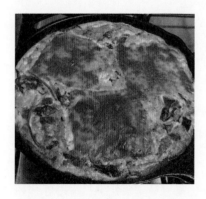

재료 준비
달걀 6개, 생크림 1/2컵(120ml)
소금 1작은술, 후추 1/2작은술
베이컨 원하는 만큼
양파 작은 것 기준 1개
토마토는 양파의 절반 분량
시금치 듬뿍 (냉동 시금치 가능)
각종 야채 원하는 것 추가 가능
피자 치즈나 체더 치즈 간 것 듬뿍

1. 볼에 달걀 6개와 생크림이나 동물성 휘핑크림, 소금, 후추를 잘

섞어주세요. 소금은 1/2작은술 ~ 1작은술 사이로 본인 입맛에 맞게 넣으면 되지만 너무 싱거우면 맛이 없습니다.

2. 시금치를 잘 씻어서 너무 긴 건 반 정도로 잘라줍니다. 수북하게 준비해주세요. 냉동 시금치는 해동해서 물기를 좀 짜놓습니다.

3. 각종 야채를 잘게 깍둑썰기 해주세요. 너무 크게 썰면 요리 완성 후에 다 부서집니다.

4. 베이컨은 원하는 만큼 준비해서 잘게 썰어 오븐 사용 가능 프라이팬에 볶아줍니다. 무쇠 팬이나 스테인리스 팬을 추천합니다.

5. 베이컨이 노릇노릇 볶아지면 시금치를 제외한 모든 야채를 넣어 볶으면서 오븐을 180도로 예열 시작합니다.

6. 야채가 거의 다 볶아지면 시금치를 넣으세요. 팬 밖으로 넘칠 것 같겠지만 금세 숨이 죽어요.

7. 너무 오래 익히지 마시고 이렇게 숨만 죽으면 1번에서 만들어 놓은 계란물을 부어 잘 섞고 위에 치즈를 올립니다. 종류 상관없이 자연치즈는 모두 가능합니다.

8. 예열이 끝난 오븐에 프라이팬 째로 넣어주세요. 오븐용 프라이팬이 없으면 6번까지 진행하고 오븐용 그릇으로 옮긴 뒤 치즈를 올려줍니다. 180도에서 15 ~ 20분입니다.

15분 이후부터는 중간중간 윗 색을 확인합니다. 속은 안 익은 것 같은데 위에 색만 진하게 난다 싶으면 쿠킹 포일을 덮어주면 됩니다.

9. 팬에서 약간만 식게 둔 다음 잘라서 잘 덜어줍니다.

10. 드실 때 약간 맛이 맹맹하다 싶으면 스리라차나 핫소스를 뿌리고 샐러드를 곁들이면 더 좋습니다.

Tip

1. 프리타타는 달걀과 치즈만 있으면 안에 들어가는 재료는 뭐든지 가능합니다. 새우 같은 해산물, 브로콜리, 애호박, 단호박, 감자, 콜리플라워, 줄기 콩 등 각종 야채, 베이컨 및 각종 고기류, 되는 대로 냉장고에 있는 거 다 넣으면 돼요. 냉장고 비우기 할 때 좋습니다.

2. 생크림과 휘핑크림, 식물성 휘핑크림을 헷갈려 하는 분들이 계신데 생크림을 구입하세요.

생크림이 없으면 동물성 휘핑크림까지는 어쩌다 한 번 먹을 거면 괜찮지만 식물성 휘핑크림은 선택사항에 없습니다.

뒤에 원재료명을 확인하면 유크림 함량과 첨가물명이 나오는데 유크림 100%를 생크림이라고 합니다. 동물성 휘핑크림도 유크림 함량이 99%가 넘기는 하지만 첨가물이 있습니다. 식물성 휘핑크림과 원재료명을 비교해보면 확연한 차이가 있습니다.

휘핑크림과 생크림의 차이는 240쪽에서 자세히 설명드렸습니다. 공부 차원에서 꼭 알아두시면 좋습니다.

저희 가족은 일년에 몇 번 캠핑을 떠납니다.

캠핑 가서 먹을 수 있는 요리들과 팁들을 공유해볼게요.

캠핑 레시피 1 : 새우 감바스

캠핑에는 물론 고기를 먹어야 하지만 새우 감바스 같은 요리도 좋습니다. 간단하고 맛있어요. 넉넉한 올리브 오일에 마늘, 버섯, 새우를 양껏 넣고 끓이듯이 하면 오일이 맛있어집니다. 바게트빵 찍어 먹으면 정말 맛있는데 끝도 없이 들어간다는 함정이 있으니 한 쪽만 먹기로 약속해요. 혹시나 배가 안 차면 남은 오일에 달걀 프라이를 두어 개 해서 먹으면 좋습니다.

(214쪽에 한 번 더 레시피를 넣었으니 참고하시면 됩니다)

캠핑 레시피 2 : 차돌 버섯 라면

캠핑엔 라면이죠! 차돌과 버섯을 달달 볶다 물 넣고 끓이다, 수프 넣고 라면 넣으면 끝. 숙주나 콩나물을 듬뿍 넣어줘도 맛있어요. 단 콩나물을 넣으려면 면 넣기 전에 다 익혀야 합니다. 숙주는 면이 아직 꼬들할 때 마지막에 넣고 숨이 죽으면 바로 불을 끕니다. 채소가 많이 들어가면 양이 많아지니 평소보다 면 개수, 물 양, 수프 양 모두 줄여줘야 맛있습니다.

면은 최대한 제외하고 고기와 건더기 위주로 건져 먹습니다.

캠핑 레시피 3 : 고기 파티

소고기, 돼지고기, 닭고기, 양고기 등등 어떤 고기도 다 좋습니다. 단 양념 안 된 걸로 준비하고 냉동실에 잠자고 있던 고등어를 구워도 숯불에 구우면 진짜 맛있습니다. 싱싱한 채소에 싸서 드시되 쌈장은 조금만 찍어 드세요. 아니면 역시 집에서 저탄수화물 고추장을 이용해서 쌈장을 만들어 갑니다.

Tip

1. 휴게소부터 조심하세요. 꼭 먹어야겠다 싶으면 단맛 나는 주전부리들은 제외하고 소시지 정도 먹어도 됩니다. 집에서 든든히 먹고 나오는 것도 방법이고, 그것도 여의치 않으면 스트링 치즈나 견과류를 싸들고 나와서 입이 심심할 때마다 하나씩 드세요. 솔직히 한 입 먹어도 멈추는 게 가능하면 뭐든지 한 입 정도는 먹어도 됩니다.

2. 휴게소에서 식사를 해야 할 경우 찌개나 탕 종류만 국물까지 싹 먹든가 도저히 밥 없으면 안 되겠다 하시는 분은 1/4공기 정도 드세요. 돈까스는 튀김옷을 어느 정도 제거하면 탄수량이 많이 낮아집니다. 샐러드나 돈까스에 소스를 빼달라고 부탁하거나 따로 달라고 말씀하세요.

3. 아침엔 주로 라면을 먹고 서둘러 텐트를 걷지만 시판 방탄커피를 가져가면 마시기도 편하고 좋습니다. 식구들 라면 먹는 동안 잠시 한숨 돌리는 것도 좋은 방법입니다.

4. 먹는 음식을 피할 수 없을 때는 양 조절밖에 방법이 없어요. 저는 스트레스 안 받으려고 맛은 조금씩 다 보는 편입니다. 집에 가서 한 일주일 클린하게 식단하면 됩니다. 힐링하러 간 캠핑에서 식단으로 스트레스 받으면 말짱 헛일이니 마음을 조금만 내려놓으면 어떨까요.

쉽게 구할 수 있는 재료로 만들어 먹을 수 있고,

일반식 하는 가족과도 함께 먹기 좋은 음식,

제 블로그에서 조회수 높은 레시피를 모았습니다.

베이컨 에그 머핀

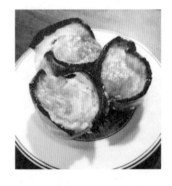

재료 준비 (1인분 기준)
베이컨 2~3줄, 달걀 2~3개
치즈, 후추, 버터나 오일
소스 스리라차 소스

1. 베이컨 줄 수와 달걀 개수를 동일하게 준비해주세요.

2. 오븐은 180도로 예열합니다.

3. 머핀 틀 2~3칸에 오일이나 버터를 잘 발라줍니다.

  이 작업을 안 하면 나중에 달걀을 머핀 틀과 노나먹어야 합니다.

4. 머핀 틀 벽을 따라서 베이컨을 잘 말아줍니다. 머핀 틀 모양이
   완벽한 원통형이 아니기 때문에 베이컨이 좀 들뜰 수 있지만 맛
   에는 영향이 없어요.

5. 칸마다 달걀을 하나씩 넣어줍니다.

6. 달걀에 소금, 후추 간을 하셔도 좋습니다. 다만 베이컨이 좀 짠
   편이므로 간은 조절해주세요.

7. 머핀 틀을 오븐에 넣고 약 20분 정도 시간을 설정합니다.

8. 오븐에 넣은 뒤 10분쯤 뒤에 문을 열고 치즈를 올립니다.
   치즈 종류나 양은 원하는 대로 사용하면 됩니다.

9. 치즈가 녹고 달걀이 익으면 완성입니다. 나머지 10분을 다 쓰
   면 완숙이 되고, 완숙이 싫으면 중간에 한 번 열어서 젓가락으
   로 찔러보고 익은 정도 확인하고 꺼내면 됩니다.

10. 완성! 이거 자체로 식사이니 야채 샐러드류와 함께 푸짐하게
    드시면 됩니다.

Tip

1. 느끼하다 싶으면 스리라차 소스를 뿌려서 먹어도 좋습니다.

2. 오븐이 아니라 에어 프라이가 있는 분은 달걀을 한 번 찔러서 넣어줘
   야 잘 익는다고 하네요.

3. 방울 토마토를 반 잘라서 올려 같이 구워도 좋습니다.

새우 감바스

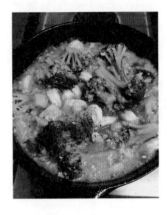

재료 준비
모든 재료의 양은 먹고 싶은 만큼
새우 (냉동, 생물 모두 가능)
브로콜리 (냉동 브로콜리 가능)
엑스트라 버진 올리브 오일
마늘 편 잔뜩, 페퍼론치노, 소금, 후추

1. 프라이팬에 올리브 오일을 아주 넉넉히 붓습니다. 새우를 튀긴
   다고 생각할 정도로 붓고 오일을 데웁니다.
2. 편마늘과 페퍼론치노를 넣어주는데, 오일이 너무 뜨거워진 후
   넣으면 빨리 타기 때문에 오일과 거의 동시에 넣습니다. 페퍼론
   치노가 없으면 청양고추도 좋아요. 느끼한 맛을 잡아줍니다.
3. 마늘이 바글바글 끓어오르면
4. 새우 투하! 새우는 껍질째로 넣는 게 나중에 국물이 휘얼~~씬
   더 맛있습니다.
5. 새우가 어느 정도 익으면 소금과 후추 간을 합니다. 새우 감바
   스는 오일까지 싹 먹는 요리이기 때문에 싱거우면 맛이 없고 좀
   짜다 싶을 정도로 간을 해야 맛있습니다.

6. 브로콜리도 먹고 싶은 만큼 넣어주세요. 버섯이나 애호박, 방울 토마토를 넣어도 맛있습니다.

7. 새우와 브로콜리에서 물이 나와서 오일이 홍건해지면 불을 세게 올려서 수분을 많이 날려줍니다.

8. 완성된 새우 감바스와 잡곡 곤약밥 100g도 함께 준비합니다. 원래는 빵과 함께 먹는 음식이지만 빵은 먹을 수 없으니 밥으로 대신합니다.

Tip

1. 마늘도 저탄고지에서는 장을 자극하다고 해서 많이 먹지 말라고 하는데 뭐 매일 먹는 것도 아니고 어쩌다 한 번인데 저는 맘껏 먹습니다.

2. 가족과 함께 먹기 좋은 메뉴입니다.

항정살 양배추 볶음

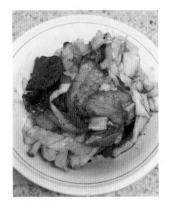

재료 준비 (1인분 기준)

항정살 적당히 (양 제한 없음)
채 썬 양배추 (듬뿍, 역시 양 제한 없음)
리퀴드 아미노스, 알룰로스, 소금, 후추

재료 설명
1. 리퀴드 아미노스 (간장 대용-액젓류,
100%양조간장으로 대체 가능) - 온라인 구
매 가능
2. 알룰로스 (물엿이나 설탕 대용) - 마트와
온라인에서 구매 가능하지만 성분 함량을
꼭 확인하고 설탕이나 물엿이 들어간 제품
은 구입하지 않습니다.

1. 항정살을 굽습니다. 자체에서 기름이 많이 나와서 굳이 오일을
   더하진 않아도 되지만 버터나 오일을 더 넣어도 됩니다. 소금,
   후추 간을 합니다. 마늘도 함께 볶으면 좋은데 장이 약하면 조
   금만 먹습니다.

2. 고기가 익으면 굵게 채친 양배추를 듬~~뿍 올려줍니다. 너무
   가늘게 채를 치면 나중에 익은 다음에 젓가락에 잘 안 집혀요.

3. 양배추가 약간 숨이 죽기 시작하면 리퀴드 아미노스(간장)와
   알룰로스(설탕)를 넣고 더 볶아줍니다. 간은 처음에는 조금만
   하고 먹어보면서 간을 맞춰갑니다.

4. 완성.

1. 야채는 어느 걸 사용하셔도 좋고 뿌리채소는 조금만. 탄수량이 많아
   요) 버섯류를 함께 볶아도 좋습니다. 느끼할까 봐 걱정이면 고춧가루나
   스리라차 소스를 조금 넣어서 같이 볶아주세요.
2. 식사 때 이것만 드셔도 되고 잡곡 곤약밥과 함께 드셔도 됩니다. 기타
   밑반찬류 (단맛, 고추장 베이스 제외), 김치류와 함께 드셔도 좋습니다.

황태채 버터 볶음 (맥주 부름 주의!)

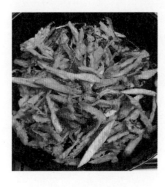

재료 준비 (1인분 기준)
황태채 넉넉히, 버터 넉넉히, 소금
소스 키토 마요네즈

1. 볶으면 양이 반으로 줄어드니 적당한 양을 꺼내주세요.
2. 버터는 2큰술 정도 넣습니다. 처음에 반 넣고 볶다가 중간에 나
   머지 반을 넣어도 됩니다. 중불입니다.
3. 버터가 녹으면 황태채를 넣습니다. 무염 버터를 사용했다면 소
   금을 뿌립니다.

4. 버터로 코팅한다 생각하고 잘 뒤집어주세요. 버터와 황태채가 섞일 때까지는 중불을 유지하다가 약불로 줄여서 계속 뒤집어 주세요.

5. 프라이팬에서 연기가 솔솔 나고 색이 진해지면 완성입니다. 하나 꺼내서 충분히 식힌 후 씹었을 때 와사삭 소리가 나면 된 거에요.

Tip

1. 황태채 양에 따라 볶는 시간은 가감될 수 있습니다.
2. 저탄고지용 마요네즈에 찍어 먹으면 맛있습니다.
3. 맥주가 당길 수 있으니 주의하세요. 맥주는 '마시는 빵'이라고 불리는 음료입니다.
4. 황태채도 단백질양이 좀 됩니다. 몸무게 정체기에 너무 많이 먹으면 감량에 도움이 안 됩니다.

차돌박이 채소 찜 (무니키친 님 레시피 응용)

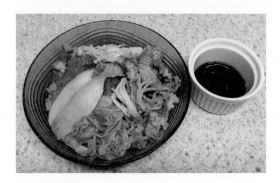

재료 준비
차돌박이 양껏
각종 채소 (양파, 당근, 팽이버섯, 새송이버섯, 대파, 숙주, 단호박 등)

초간장 소스 리퀴드 아미노스 (간장) 1큰술
애플 사이더 비니거 (사과 효모 식초) 1큰술, 알룰로스 (설탕) 3방울, 물 1/2큰술

1. 먼저 냄비는 바닥이 좀 두껍고 저수분 요리가 되는 냄비를 사용하는 게 좋습니다.

2. 양파는 채 쳐서 제일 밑에 깔아줍니다.

3. 대파는 파채칼이 있으면 채칼로 잘라서 올려주세요. 그냥 어슷 썰기도 괜찮습니다.

4. 당근은 채칼이나 칼로 채 썰어서 올려주세요.

5. 야채류를 다 올리고 맨 위에 숙주를 드음~~~~뿍 아주 듬뿍 올려주세요.

6. 마지막으로, 차돌박이를 양껏 올려줍니다. 뚜껑이 지금은 안

   닫혀도 야채가 숨이 죽으면서 양이 확 줄어듭니다.

7. 냄비를 강불에 올리고 10분 정도 있으면 고기가 익고 부피가

   2/3로 줄어듭니다. 못넣은 야채나 고기가 있다면 더 얹어도 됩

   니다. 계속 강불이지만 뚜껑이 닫히고 보글보글 소리가 나면 중

   불로 줄여주세요. 물이 없어도 야채수분으로 모두 익습니다.

8. 고기만 다 익으면 완성입니다.

9. 간이 하나도 안 된 상태라 초간장 소스를 만들어 찍어 먹으면

   좋습니다.

Tip

1. 무니키친 님의 원본 유튜브 (QR코드)를 올립니다. 참고해주세요.
2. 저탄고지 식단에서 찜은 아주 좋은 조리법이에요.
   고기에서 나온 기름을 버리지 말고 야채와 함께 다
   드시는 게 좋고요, 지방이 별로 없는 고기라면 오일
   이나 버터를 추가해주세요.

오징어 야채볶음

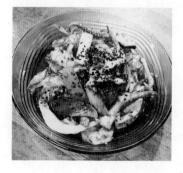

재료 준비 (약 4인분 기준)

오징어 2마리, 양파, 양배추, 당근
대파 (야채류는 원하는 만큼)
버터나 오일, 들기름, 깨
양념장 고춧가루 2큰술
리퀴드 아미노스 (간장) 1큰술
알룰로스 (설탕) 1큰술
다진 마늘 1.5큰술
(시판 고추장은 사용하지 않아요. 원재
료명을 보면 물엿같은 저탄고지 금기
재료들이 있습니다. 간장 대신 리퀴드
아미노스를 사용하고 설탕이나 올리고
당 대신 알룰로스를 사용합니다)

1. 양념장을 먼저 만들어서 한쪽에 둡니다. 미리 만들어둬야 재료
   들이 어우러져 맛이 나요.

2. 야채들을 다듬어 놓습니다. 야채 양은 원하는 만큼 사용하면
   되고요, 집에 있는 어떤 야채도 가능합니다.

3. 오징어는 몸통과 다리 모두 두 마리 분량을 사용합니다. 껍질
   은 벗겨도 되고 안 벗겨도 됩니다.

4. 오징어볶음에 물이 적게 나오는 팁!

   먼저 센 불에 기름을 살짝 두르고 (코팅 팬은 기름 안 둘러도 됩
   니다) 팬을 뜨겁게 달군 후 오징어만 재빨리 한 번 익혀냅니다.
   100% 익히지 말고 80% 정도 익힌다 생각하면 됩니다. 재빨리
   익힌 후 다른 그릇에 덜어놓습니다. 이렇게 하면 요리에 물이

훨~씬 덜 생겨요.

5. 오징어를 덜어낸 팬에 코코넛 오일(또는 저탄고지에서 허락된 다른 오일도 가능)을 넉넉히 두르고 양파와 당근을 먼저 볶습니다. 여전히 센 불이에요. 요리 끝날 때까지 센 불로 빨리 조리하는 게 포인트!

6. 당근이 조금 익으면 야채를 한쪽으로 밀어놓고 기름 위에 아까 만든 양념장을 올려서 기름에 볶아줍니다. 그럼 풋내도 없어지고 양념이 더 맛있어져요.

7. 남아 있는 양배추와 대파를 넣어서 같이 볶습니다. 양념이 잘 묻도록 골고루 잘 섞어줘요.

8. 야채에 양념이 다 묻으면 아까 미리 한 번 구웠던 오징어를 넣고 양념을 묻힌다는 느낌으로 빨리 섞어줍니다. 섞이면서 조금 덜 익었던 오징어가 다 익어요. 계속 센 불이에요.

9. 오징어에 양념이 다 묻었으면 혹시 모르니 간을 좀 보면서 싱겁거나 단맛이 부족하면 지금 빨리 보충합니다.

10. 간이 맞으면 불을 끄고 들기름을 두 바퀴 돌려주고 잘 섞습니다. 참깨를 위에 뿌려줘도 좋습니다. 완성~!

11. 잡곡 곤약밥(100g)과 함께 먹습니다.

돼지고기 사골탕

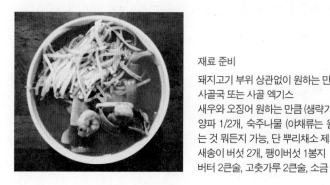

재료 준비
돼지고기 부위 상관없이 원하는 만큼
사골국 또는 사골 엑기스
새우와 오징어 원하는 만큼 (생략가능)
양파 1/2개, 숙주나물 (야채류는 원하
는 것 뭐든지 가능, 단 뿌리채소 제외)
새송이 버섯 2개, 팽이버섯 1봉지
버터 2큰술, 고춧가루 2큰술, 소금

1. 냄비에 버터 2큰술을 넣고 달구어지면 준비한 돼지고기를 넣고
   볶아줍니다.

2. 새우와 오징어를 손질해서 함께 볶습니다.

3. 오징어가 어느정도 익으면 고춧가루를 뿌려서 같이 볶아줍니
   다. 고춧가루는 넣어도 되고 안 넣어도 됩니다. 기름이 자글자
   글할 때 고춧가루를 넣고 같이 볶아줘야 나중에 고추기름이 잘
   올라와요.

4. 냉장고에 있는 야채들을 털어서 탕에 어울리는 크기로 잘라서
   3번과 함께 볶아주세요. 애호박, 양배추, 칼칼하게 고추 등 모두
   가능해요. 뿌리채소(양파, 감자, 당근, 연근, 우엉 등)는 탄수량
   이 높으니 소량만 사용해주세요.

5. 야채가 잘 볶아지면 자작하게 사골국을 붓고 끓여줍니다. 간은

소금으로 합니다.

6. 숙주나 팽이버섯은 금세 익으니 완성 직전에 넣어줍니다.

7. 완성!

1. 면없는 짬뽕같은 사골탕이 완성됩니다. 곤약면이나 천사채, 두부면을 넣어서 끓여 먹어도 좋습니다.
2. 해산물류(새우, 오징어, 홍합, 굴 등)를 넣어주면 시원한 맛이 느끼한 맛을 많이 잡아줍니다.
3. 고춧가루 없이 맑게 끓여도 맛있는데 그때는 후추를 좀 넣어 드세요.
4. 건더기만 건져 먹지 말고 국물까지 싹 마시는 걸 추천합니다.

홍차 스콘 (저탄고지 베이킹 - 《한나의 저탄수화물 홈베이킹》 레시피)

재료는 무조건 다 있어야 하고, 꼭 있어야 하는 건 저울이에요. 재료도 다른 걸로 대체하지 않으면 좋겠어요. 실험정신으로 내가 새로운 레시피를 만들 요량이 아니면 처음에는 레시피를 충실히 따라주시고 응용은 나중에 해보시길 부탁드립니다.

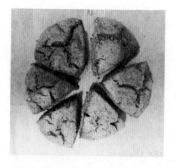

재료 준비 (6개 분량)
녹인 버터 50g, 에리스리톨 20g
달걀 180g, 홍차가루 2g
토핑용 계란물 약간
코코넛 가루 60g, 베이킹파우더 5g

1. 버터는 녹여줍니다. 에리스리톨은 잘 안 녹기 때문에 슈가 파우더처럼 고운 가루로 된 것이 좋아요. 달걀은 껍질을 깬 중량을 저울로 재서 사용해주세요. 크기별로 개수가 차이가 납니다.

2. 홍차는 어느걸 사용해도 좋지만 종류에 따라 향이 달라질 수 있어요.

3. 녹인 버터와 에리스리톨을 섞고 달걀 180g도 넣어줍니다. 마지막으로 홍차가루를 섞습니다.

4. 코코넛 가루 60g과 베이킹파우더 5g을 계량해서 체를 한 번 쳐주고 잘 섞습니다.

5. 3번과 4번을 섞어서 가루가 안 보이게 잘 반죽합니다.

6. 분할하기 쉽도록 비닐에 넣어서 높이 2~2.5cm 정도 되는 원형 디스크 모양으로 성형을 해줍니다.

7. 냉장고에서 30분 이상 휴지시켜줍니다. 냉장고에서 휴지를 하면서 재료도 더 어우러지고, 버터가 좀 굳으면서 만지기가 쉬워

집니다.

8. 오븐을 165도로 예열하고 냉장고에서 꺼낸 반죽을 6등분 해줍니다.

9. 계란물을 붓으로 위에 싹싹 발라줍니다. 이렇게 하면 완성 후 반짝반짝 빛이 나요.

10. 165도에서 20분 가량 굽습니다. 집집마다 오븐 사양이 다르기 때문에 중간중간 색을 봐가면서 시간을 가감합니다.

11. 예쁘게 색이 나오면 완성~!

Tip

1. 맛은 일반 스콘보다 훨씬 가볍습니다. 일반 스콘 같은 묵직함과 확 풍기는 버터의 풍미는 없어요. 겉바속촉처럼 보이지만 전체적으로 좀 부드럽고요, 코코넛 가루를 사용해서 그 특유의 씹히는 맛이 있습니다. 끝에 홍차향이 납니다.

2. 저탄고지 베이킹, 일명 키토 베이킹은 너무 자주 드시면 안 됩니다. 가끔 드세요. 식사로 때우기에는 영양소가 많이 부족하기 때문에 식사 대용으로는 추천하지 않아요. 식후에 바로 이어서 차라리 간식으로 드시는 게 낫습니다.

먹을 때 몰아서 먹고, 식사와 식사 사이 시간을 떨어뜨리는 게 더 좋습니다.

콜리플라워 라이스 계란 볶음밥

콜리플라워 라이스는 집에서 직접 콜리플라워 꽃 부분을 다져서 만들어 드셔도 되고 (비추)

시판되는 냉동식품을 사드셔도 됩니다. (강추)

비추와 강추 이야기는 Tip에서 다시 다룰테니 읽어주세요.

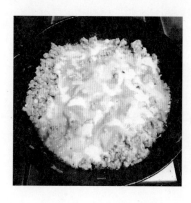

재료 준비 (1인분 기준)
콜리플라워 라이스 200g, 달걀 2개
강황가루 1/2작은술 (생략가능)
대파 원하는 만큼, 소금, 후추
오일이나 버터, 들기름 약간
옵션 피자 치즈나 슬라이스 치즈, 스
리라차 소스

1. 대파를 다져주세요. 기름을 낼 거예요.

2. 큰 볼에 콜리플라워 라이스와 달걀 2개, 강황가루를 모두 넣고 휘휘 잘 섞어주세요. 비주얼이 죽 같지만 괜찮습니다. 강황가루 는 달걀이나 콜리플라워 특유의 향을 좀 잡아주고 혈당을 낮추 는데 도움이 되므로 넣는 게 좋지만 너무 자주 많이 먹으면 치 아가 노래진다고 하니 적당히 먹습니다.

3. 오일이나 버터를 팬에 듬뿍 넣고 달구어줍니다.

4. 다진 파를 넣고 향을 냅니다.

5. 2번에서 섞어놓은 계란죽 같은 걸 한 방에 다 부어주고 센 불로 올립니다.

6. 볶으면 점점 고슬고슬해집니다. 시간이 조금 걸립니다. 소금과 후추 간을 합니다. 매콤한 걸 원하시면 스리라차 소스 반큰술 정도 넣어주세요.

7. 피자치즈를 쪼끔 먼저 넣어줍니다. 밥알이 다 따로 놀기 때문에 접착 용도입니다.

8. 치즈가 없으면 안 넣어도 되고 완성 후 들기름을 한 바퀴 둘러주세요.

9. 치즈를 올릴 거면 치즈 올리고 뚜껑 닫고 중불로 줄여 치즈가 녹을 때까지 기다려주세요.

10. 치즈가 녹으면 완성입니다.

Tip

1. 콜리플라워 라이스는 직접 만들면 좋기는 하지만 손이 엄청 많이 가고 왜 때문인지 온 사방에 콜리플라워 조각들이 며칠 동안 계속 나옵니다. 저만 그런 건지는 모르겠지만 암튼 그래서 요새 200g씩 포장된 콜리플라워 라이스를 온라인에서 판매하니 사 드시길 권합니다. 저탄고지 식단은 요리 시간이 길거나 어려워지면 오래 지속하기가 힘들어집니다. 손쉽게 유지할 수 있는 방법을 계속 고민하는 게 좋습니다.

2. 치즈를 올려서 좀 느끼하니 김치와 함께 먹으면 맛있습니다.

3. 저탄고지 식단을 하다 보면 고기가 물리는 날이 옵니다. 그럴 때 콜리 플라워 라이스를 달걀과 볶아 먹으면 가볍고 좋습니다.

4. 싱거우면 콜리플라워 특유의 맛이 더 도드라지니 간간하게 해서 먹는 걸 추천합니다.

버섯 리조또

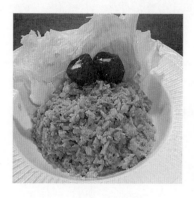

재료 준비 (1인분 기준)
콜리플라워 라이스 원하는 만큼
양송이 버섯, 새송이 버섯, 팽이 버섯
등 모든 버섯 가능 (양파 추가 가능)
비프 스톡 또는 치킨 스톡 또는
채소 육수, 파마산 치즈 적당히
곁들일 반찬 샐러드, 김치 등

1. 있는 버섯을 다 모아줍니다. 밥알크기로 잘게 다집니다.

2. 팬에 버터나 오일을 넣고 달궈줍니다.

3. 버섯류를 숨이 죽을 때까지 볶아주세요.

4. 콜리플라워 라이스를 넣고 같이 볶습니다.

5. 스톡류를 소량 넣어줍니다. 수분이 약간 있어야 잘 풀리고 한 곳에 몰리지 않습니다. 스톡류는 MSG에 속하기 때문에 클린한 식단은 아닙니다. 넣을지 말지는 본인의 상황에 맞춰서 판단해

주세요. 감칠맛을 내는 새우나 다시마 가루, 강황가루 등을 넣어도 좋습니다.

6. 파마산 치즈를 넣어줍니다. 양 제한은 없으나 꽤 짭짤해서 많이 넣으면 짜요. 간을 보면서 양을 조절하세요.

7. 넣고 잘 섞어주시면 버섯과 콜리플라워 라이스에서 나오는 수분을 파마산 치즈가 다 빨아들이고 녹으면서 걸쭉해집니다.

8. 완성입니다. 김치나 샐러드와 함께 드시면 됩니다.

Tip

속 느끼한 음식을 먹고 속을 달래고 싶을 때는 플레인 탄산수에 애플 사이더 비네거(사과 효모 식초)를 타서 한 잔 마시면 맛이 썩 좋지는 않지만 속이 싹 내려갑니다.
지방 분해도 돕고, 인슐린도 잡아주니 추천드립니다. 대신 마트에서 파는 홍초나 일반 사과식초 같은 화학 식초는 아무 소용 없어요. 애플 사이더 비네거 또는 사과 효모 식초를 구입하길 바랍니다.

누구에게나 좋은 계란찜 (기름을 쉬고 싶을 때 극강의 간단함)

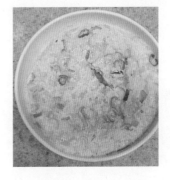

재료 준비
달걀 3~4개, 물 1컵, 대파 잘게 썬 것
새우젓 1/2~1작은술, 들기름
옵션 치즈, 김가루, 새우, 각종 야채

1. 전자레인지가 가능한 그릇에 들기름을 제외한 모든 재료를 넣고 잘 섞어줍니다.
2. 뚜껑을 덮거나 랩을 씌워 구멍을 뚫어주고 전자레인지 8분 ~ 8분 30초 돌려주면 완성.
3. 전자레인지에서 꺼내서 들기름을 한 바퀴 둘러주세요.

> ### Tip
>
> 1. 참기름보다는 냉압착한 들기름이 좋습니다 .
> 2. 치즈나 새우, 야채 다진 것을 넣어 조리하거나 완성 후 김가루를 뿌려 먹어도 맛있습니다.
> 3. 이것만 먹으면 저탄고지 식단이고, 밥과 함께 먹으면 일반식입니다.
> 4. 가족과 함께 먹을 수 있습니다.
> 5. 집에서는 직접 만들어 드시고 외식으로 고깃집을 갔는데 다른 사람들 냉면 먹을 때 좀 머쓱하면 계란찜 시켜서 밥대신 드시면 되겠습니다.

토마토 계란 볶음

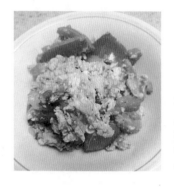

재료 준비 (1~2인분)
토마토 중간 크기 2개, 달걀 3개
버터 1큰술, 다진 마늘 약간
소금, 후추, 채 썬 양파 약간 (생략 가능)
추가 가능한 재료 핫소스, 생크림, 치즈

1. 달군 팬에 버터를 넣어주세요. 다진 마늘 조금 넣고, 채 썬 양파를 넣어 볶습니다. (양파 생략 가능)

2. 버터와 마늘 향이 어우러지고 양파가 갈색이 되면 잘라놓은 토마토를 넣어주세요. 토마토는 한입 크기로 자릅니다. 센 불입니다.

3. 볶은 토마토를 한쪽으로 밀고 달걀을 넣으면 되는데요, 여기서 방법이 두 가지 있습니다.

   아까 2번에서 토마토를 넣기 전에 달걀을 미리 넣고 스크램블을 만들어서 다른 그릇에 덜어둔 다음 토마토를 넣고 마지막에 달걀을 섞는 방법이 있고요.

   토마토를 볶다가 달걀을 같이 넣어주는 방법이 있어요.

   편한 걸 선택하면 됩니다. 비주얼적으로는 첫 번째 방법이 훨씬 낮고요, 맛은 두 번째 방법이 나은 것 같아요.

4. 소금, 후추로 간 해주세요. 싱거우면 맛이 없습니다. 완성!

Tip

1. 지방이 모자란 것 같으면 달걀을 스크램블 할 때 생크림을 1~2큰술 넣어주시고요, 지방을 더 추가하고 싶으면 완성 후 피자 치즈나 슬라이스 치즈를 얹어주세요. 그러면 지방량이 확 늘어납니다.
2. 좀 자극적인 게 필요하면 핫소스나 스리라차 소스를 약간 뿌립니다.

브로콜리 수프

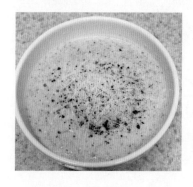

재료 준비 (약 3인분)
브로콜리 300g, 양파 1/4개
마늘 다진 것 1/2큰술, 버터 1큰술
생크림 100ml,
무가당 아몬드 밀크 300ml
파마산 치즈 원하는 만큼, 후추 약간

1. 냄비를 달구고 버터를 1큰술 녹입니다. 냄비는 넉넉한 크기로 준비합니다. 나중에 수프가 끓으면 푸덕푸덕하면서 막 튑니다.

2. 다진 마늘과 채 썬 양파를 넣고 투명해질 때까지 볶습니다. 마늘과 양파는 많이 넣으면 맛있지만 저탄고지에서는 너무 많이는 권하지 않아요. 입맛에 맞게 적당히 넣으면 되는데요, 일단 레시피 대로 먼저 만들어보시고 나중에 양을 조절해주세요.

3. 잘 씻어서 손질한 브로콜리를 색이 진해지고 노골노골해질 때까지 볶습니다.

4. 생크림 100ml을 넣어주고 우유 대신 아몬드 밀크를 넣습니다. 구입시 무가당인지 꼭! 확인합니다. 오리지널에는 당이 들어 있어요.

5. 살짝 끓으면 도깨비방망이로 갈아주거나 믹서기로 옮겨서 가는 작업을 한 번 해주세요.

6. 파마산 치즈를 조금씩 넣으면서 묽기와 간을 맞춥니다. 수프 정도의 농도가 나고 간이 맞으면 완성입니다. 오래 끓이지 않고 중약불에 3~4분 정도 잘 저으면서 끓이는데 젓는 걸 멈추면 엄청 튀니 화상에 조심하세요.

7. 냄비에서 간을 약간 심심하게 해서 그릇에 덜어 먹을 때 파마산 치즈를 개인적으로 더 뿌려서 간을 맞춰서 먹으면 되고 후추와 함께 먹으면 더 맛있습니다.

1. 이 레시피와 동일한 방법으로 브로콜리를 콜리플라워로 바꾸면 감자수
   프와 비슷한 맛이 납니다.

2. 음식하기 귀찮고 몸이 으슬한 계절에 드시면 좋습니다.

3. 고기 먹기 싫을 때 가볍게 먹기 좋습니다.

4. 고기와 함께 먹어도 좋고 저탄수화물 빵이 있으면 함께 드셔도 됩니다.

활용하기 좋은 홈메이드 토마토소스

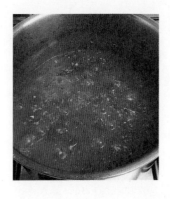

재료 준비
토마토 약 2kg, 올리브 오일 넉넉히
마늘 4~5개, 소금 약간
파슬리, 바질, 이탈리안 시즈닝 약간씩

1. 올리브 오일을 넣고 냄비를 달굽니다. 희한하게도 토마토소스
   는 버터보다는 올리브 오일이 맛있어요.

2. 마늘은 4~5개 분량을 다져도 좋고 편으로 썰어넣어도 좋습니
   다. 향이 올라올 때까지 달달 볶아주세요.

3. 토마토는 갈지 않고 깍둑 썰어서 마늘 볶고 있던 냄비에 넣어
   줍니다. 껍질이 싫으면 살짝 데쳐서 벗겨주면 되지만 저는 그냥
   다 먹습니다. 혹시라도 토마토나 돼지고기에 과민반응이 있는
   분은 토마토 씨를 제거하면 조금 낫다고 하니 참고하세요.

4. 이제 집에 있는 허브류를 탈탈 털어봅니다. 집에 있는 대로 사
   용하되 이탈리안 시즈닝과 바질, 파슬리는 꼭 있으면 좋습니다.
   생허브가 있으면 더 좋고요. 허브가 아무것도 없으면 일단 그냥
   토마토만 끓여놓고 나중에 사서 요리할 때 조금씩 첨가해도 크
   게 무리는 없어요. 향이 좀 겉도는 느낌이겠지만 대세에 문제없
   습니다.

5. 월계수 잎과 허브류를 넣고 끓으면 간을 조금만 하고 불을 좀
   낮춰주세요. 지금 간을 맞추면 완성 후 짭니다. 토마토 양이 반
   으로 줄어들 때까지 푹 끓여주세요.

6. 완성~! 조금 식혀서 병에 넣으면 됩니다. 냉장고에서 일주일
   정도는 괜찮습니다. 그 이상 넘어가도 못 먹을 것 같으면 냉동
   실에 넣어주세요.

Tip

1. 시판용 토마토소스랑은 맛이 많이 달라요. 뭔가 밍밍하고 밋밋하고 그
   렇습니다. 그래도 면과 어우러지고 다른 재료가 들어가면 맛있습니다.
2. 요새는 시판되는 토마토소스 중에도 당이 안 들어간 성분 좋은 소스가

나옵니다. 잘 검색하여 구입해서 드셔도 됩니다.

3. 이 기본 소스에 다진 고기나 새우를 넣거나 생크림을 첨가하면 또 다른 맛으로 응용하기 쉽습니다.

4. 파스타를 만든다면 면은 저탄고지에 허용된 면을 사용해주세요.

5. 더 팍 졸여서 피자 소스로도 응용 가능합니다.

생크림 아몬드 케이크 ('좋은엄니' 레시피 참고)

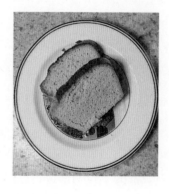

재료 준비

휘핑크림 250ml, 달걀 3개
아몬드 가루 200g
에리스리톨 2~3큰술 (원 레시피에는 스테비아 4~5큰술로 되어 있습니다)
베이킹파우더 1.5작은술, 소금 1/4작은술

(휘핑크림과 생크림의 차이는 240쪽에서 자세히 설명드릴게요)

1. 볼에 휘핑크림을 넣고 달걀도 3개 넣어 잘 섞어줍니다. 약간 걸쭉한 액체가 됩니다. 달걀 크기에 따라 총 액체량이 조금 차이 날 수 있어요.

2. 가루류를 넣어주기 시작합니다. 아몬드 가루, 에리스리톨, 베이킹파우더 1.5작은술, 소금도 1/4작은술 넣어 잘 섞어주세요.

휘휘 저어도 괜찮습니다.

3. 알맞은 팬에 반죽을 넣고 예열된 180도 오븐에서 약 35분 구워 주시고, 꼭 꼬지로 테스트해 주세요. 집안마다 오븐의 출력 상태가 제각각이라 시간은 상태를 봐가며 가감해야 합니다. 한 팬에 모두 구울 경우 부풀어오름의 정도와 겉 색깔을 보고 시간을 늘리고 5분에 한 번 정도씩 꼬지 테스트를 해서 익은 정도를 확인해주세요. 35분 됐다고 바로 꺼내지 말고 케이크 윗부분 색이 나오고 꼬지를 가운데 푹 찔러 넣었다 빼도 반죽이 묻어나오지 않으면 그때 꺼냅니다. 25분정도 밖에 안 됐는데 벌써 윗부분 색이 진하게 나오면 포일을 씌우거나 오븐의 온도를 15도 정도 낮춰서 진행해주세요.

4. 오븐에서 꺼낸 후 바로 틀에서 분리하거나 자르면 다 부서지니 충분히 식혀주세요.

5. 완성된 케이크는 엄청나게 부드럽습니다. 단맛이 부족하면 다음번에 에리스리톨을 한 스푼 더 넣습니다. 일반적인 케이크보다 단맛이 훨씬 덜하니 그 정도의 단맛을 기대하면 안 됩니다.

1. 아몬드 가루 대신 코코넛 가루 사용하면 안 되나요?

   두 가루는 액체를 흡수하는 양이 달라서 동량으로 사용하면 제대로 된 베이킹이 어려울 수 있습니다. 베이킹에 능숙하지 않으면 레시피에 있는 대로 사용해주세요.

2. 아몬드 가루를 구입할 때는 밀가루나 전분히 섞여 있지 않은 100% 아몬드 가루가 맞는지 확인 후 구입하시길 권해드립니다. 잘게 분쇄된 것이 베이킹 하기에 좋습니다.

3. 베이킹 소다와 베이킹 파우더는 그 작용이 다르므로 혼동해서 사용하면 기대한 결과가 안 나올 수 있으니 임의대로 바꿔서 사용하지 말아주세요.

유튜브 〈좋은엄니〉

4. 생크림과 휘핑크림은 같은 건가요? (뒷장을 참고해주세요)

Q 생크림과 휘핑크림은 같은 건가요?

저탄고지 식단에서 허용되는 것 중 생크림이 있어요. 지방 함량이 높고 유당도 적어서 생크림이 감량템인 분들도 있습니다. 그런데 마트에 가보면 식물성 휘핑크림, 동물성 휘핑크림, 생크림 등 이름이 다양합니다. 이 중에 어떤 걸 고르면 되고 무엇이 다른지 한번 살펴보도록 하겠습니다.

솔직히 베이킹을 하지 않는 이상 차이점을 알기가 어렵습니다. 그럼 구분하는 법을 알아볼게요.

1. 식물성 휘핑크림

원재료명과 영양정보를 살펴보기 전에 벌써 식. 물. 성이라는 이름에서 이 제품은 저탄고지용이 아닙니다.

원재료명부터 살펴볼게요. 일단 눈에 띄는 건 원재료명이 무척 깁니다. 그죠?

> **원재료명 |** 정제수,팜핵경화유(인도네시아),팜핵경화유,레시틴,
> 글리세린지방산에스테르),백설탕,야자경화유(인도네시아),혼합제제
> (정제소금,소르비탄지방산에스테르,제이인산칼륨,
> 히드록시프로필메틸셀룰로즈,글리세린지방산에스테르,카라기난
> 잔탄검),폴리소르베이트60,레시틴,스테아릴젖산나트륨,합성착향료
> (크림향),혼합제제(베타카로틴,콘오일,디엘알파토코페롤)
> **대두 함유**

가장 앞에 있는 순서대로 많은 함량이 있다고 보시면 됩니다. 맨 처음에 나오는 게 정제수(물), 팜핵경화유, 백설탕, 야자경화유입니다. 정제수는 일단 통과지만 그 밑에 조로록은 다 문제가 있어요. 일단 팜핵유나 야자유 자체는 큰 문제가 없겠지만 뒤에 붙은 경화유라는 말이 문제가 됩니다. 식물성 기름을 동물성 기름처럼 보이게 만들기 위해서 기름에 첨가물을 더해서 인위적으로 만든 걸 경화유라고 합니다. 마가린, 쇼트닝 같은 것도 그런 종류에요.

그리고 뒤에 따라나오는 성분들도 다 첨가물들이에요. 기름을 크림처럼 보이게 해야 하고 휘핑을 하면 크림처럼 올라와야 하니까 각종 첨가물들을 넣어서 재료들이 섞이고 안정화되도록 만드는 겁니다. 저탄고지 식단에서는 이렇게 억지로 만들어낸 식품은 지양합니다.

영양정보 | 1회 제공량 100ml당 함량

열량 293Kcal, 탄수화물 17g, 당류 17g, 단백질 0g, 지방 25g, 트랜스지방 0g, 포화지방 23g, 콜레스테롤 0mg, 나트륨 45mg

영양정보만 봐도 설탕 때문인지 지방과 포화지방량은 나쁘지 않지만 탄수화물과 당류가 엄청 높습니다.

제가 최근에 충격을 받은 것 중에 하나가 요즘 아인슈페너(일명 비엔나커피)에 빠져서 카페에서 가끔 한 잔씩 하고는 했거든요. 근데 카페에서 사용하는 크림들이 거의 다 식물성 휘핑크림이라고 해요. 다음에는 어떤 크림을 사용하는지 꼭 물어보고 주문을 해야겠어요. 저탄고지 식단을 한다면 식물성 휘핑크림은 어쩌다 모르고 먹으면 모를까 내 돈 주고 사 먹지는 맙시다.

2. 동물성 휘핑크림

동물성 휘핑크림은 말 그대로 우유에서 나온 거예요. 위에 나왔던
식물성 경화유와 같은 함량을 유크림으로 바꾼 겁니다.

원재료명 | 유크림(국산) 99.64%, 혼합제제(카라기난, 구아검, 신탄검, 포도당)
유화제, d-토코페롤(혼합형), 산도조절제, 합성향료(유크림향)
우유 함유

원재료명을 보시면 조금 심플해졌네요. 99.64%가 유크림, 나머지
0.36%에 각종 첨가물이 들어 있지만 식물성에 비하면 양반입니다.

영양정보 | 1회 제공량 100ml당 함량
열량 353Kcal, 탄수화물 3g, 당류 0g, 단백질 2g, 지방 37g,
트랜스지방 0g, 포화지방 0g, 콜레스테롤 0mg, 나트륨 27mg

영양정보도 탄수화물과 당류가 확 낮아졌고, 지방함량도 높습니다.

식물성 휘핑크림과 동물성 휘핑크림밖에 없다면 동물성을 선택하
세요.

3. 생크림

마지막 생크림입니다. 긴 말 필요 없이 원재료명 볼까요?

원재료명 | 유크림(국산) 100%　　　　　　　　**우유 함유**

유크림 100% 끝!
이렇게 원재료명이 심플한 게 좋습니다.

영양정보 | 1회 제공량 100ml당 함량
열량 335Kcal, 탄수화물 3g, 단백질 2g, 지방 35g, 칼슘 60mg
인 50mg, 철 0.10mg, 칼륨 80mg, 아연 0.15mg, 비타민 B1 0.02mg
비타민 B2 0.09mg, 비타민 B6 0.03mg, 비타민 E 0.80, 나트륨 27mg

영양정보도 살펴보면 탄수화물 조금, 단백질 조금, 지방 많이, 각종
비타민들도 들어 있어요.

그렇다면 왜 이렇게 다양한 크림이 생겼을까요?
필요에 의해서 생겼다고 봅니다.

1. 식물성 휘핑크림은 가격이 싸고 유통기한이 깁니다. 장사하시는
   분들에겐 유용하겠죠.
2. 동물성 휘핑크림은 식물성 휘핑크림보다 맛있고 생크림보다 유
   통기한이 깁니다.
   중간 정도 되겠어요.
3. 생크림은 가장 풍미 좋고 맛있지만, 유통기한이 짧고 비쌉니다.

모두 장단점이 있습니다. 우리는 장사를 하려기 보다는 저탄고지에 어울리는 식재료를 찾고 있으니 이 중에 생크림이 가장 좋습니다.

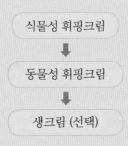

이 순서라고 보면 되겠어요. 저도 한때 베이킹을 엄청나게 많이 하면서 무지하게 헷갈렸기 때문에 대략 차이점은 알고 있었지만 뒤에 성분표를 볼 생각은 못 했었어요. 저탄고지를 하면서 원재료명과 영양성분을 살펴보게 되면서 더 자세히 구분할 수 있게 되었습니다. 생크림이 혹시 많이 남는다면 집에서 버터를 수제로 만들 수도 있고, 휘핑을 올릴 게 아니고 요리에 사용한다면 소분해서 냉동실에 얼려도 됩니다. 우리는 이제 배웠으니까 마트에서 고민하지 말고 재료를 잘 골라보아요.

에그 인 헬 (샥슈카)

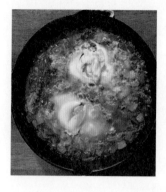

재료 준비
달걀 2~3개
소고기 다짐육 또는 베이컨 약간
홈메이드 토마토소스 또는
성분 착한 시판 토마토소스
다진 마늘 약간, 잘게 썬 양파 약간
오일이나 버터, 소금, 후추

1. 팬을 달구고 오일을 넣습니다. 오일이 너무 뜨거워지기 전에 다진 마늘을 빨리 넣지 않으면 금세 타버립니다. 마늘은 조금만 넣어도 돼요. 토마토소스에도 마늘이 들어 있어서 없으면 생략해도 됩니다.

2. 토마토 소스에 단맛이 하나도 없으면 양파를 달달 볶아서 넣어주세요. 냉장고에 있는 채소 종류 있는 대로 잘게 썰어서 볶습니다. 뿌리 채소는 소량만 넣어주세요.

3. 양파가 갈색이 되고 채소가 익으면 팬 한쪽으로 밀어놓고 소고기 다짐육을 넣고 볶습니다.

3. 다짐육 대신 베이컨이 있으면 잘게 다져서 넣어도 좋습니다. 볶으면서 소금, 후추 간을 해주세요. 토마토소스와 잘 어울려야 하니까요. 볶은 채소와 잘 섞습니다.

4. 토마토 소스를 넣고 잘 섞어서 수분이 좀 날아갈 때까지 볶아
   줍니다. 채소와 섞어서 양이 너무 많으면 다른 용기에 덜어놓고
   나중에 드세요. 간을 좀 봐주시고요. 이것도 역시 너무 싱거우
   면 느끼함이 올라오니 간을 맞춰주세요.

5. 소스가 잘 끓으면 세 군데정도 홈을 파고 달걀을 넣습니다. 달
   걀을 익혀야 하니 뚜껑을 덮습니다. 불은 약불로 줄여주세요.
   자칫하면 소스가 탑니다.

   중간에 한 번 열어보고 흰자가 안 익으면 달걀 아랫부분 소스를
   좀 뒤적거려서 열기가 올라오게 해주세요.

6. 달걀은 반숙이 맛있습니다. 적당하게 익으면 완성입니다.

Tip

1. 달걀 위에 치즈를 뿌려 함께 먹어도 맛있습니다.
2. 혹시 너무 느끼하면 스리라차나 핫소스를 뿌려서 드세요.

키토 호두 키세스 (Keto Walnut Kisses)

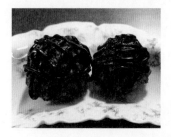

재료 준비 (약 20개 분량)

달걀 흰자 2개 분량
바닐라 익스트랙트 1/2작은술 (생략 가능)
사용하는 감미료 1/2컵(100g) 입맛에 따라 가감, 소금 1/4작은술
시나몬 파우더 1작은 술, 호두 분태 300g
초코칩 30g, 휘핑크림이나 생크림 60ml

주의 우리나라의 요리 계량 1컵은 200ml, 해외는 주로 240~250ml입니다.
이 레시피는 해외 영상을 참고한 것이기 때문에 컵으로 표시된 계량은
주의해서 살펴주시고 기왕이면 무게로 계량하는 것이 정확합니다.

1. 호두를 잘 다져서 분태를 만들어줍니다. 레시피 양이 많기 때문에 모든 재료를 1/2로 줄여서 사용해도 됩니다.

2. 오븐을 180도로 예열해주세요.

3. 달걀을 흰자와 노른자로 분리해서 흰자만 사용합니다. 노른자는 따로 두었다가 다른 요리에 섞어 드세요.

4. 달걀 흰자에 바닐라 익스트랙트를 넣어줍니다. 주로 계란향을 없앨 때 사용하는데, 없으면 생략해도 됩니다. 시나몬 가루가 있어서 계란향은 어느 정도 잡힐 거예요. 마트에 파는 바닐라향 파우더는 사용하지 마시고 사용하실 거면 액체로 된 베이킹용 바닐라 익스트랙트를 사용해주세요.

5. 4번에 감미료 넣어주세요. 알룰로스같은 액체 감미료를 사용

하면 액체 양이 너무 늘어나서 안될 것 같고요, 에리스리톨이나 나한과(몽크 프루트)가 가장 무난할 것 같습니다.

6. 시나몬 파우더, 소금도 마저 넣고 잘 섞어주세요.

7. 호두 분태를 넣고 잘 섞어줍니다. 반죽이 약간 뭉쳐질 거예요. 작은 아이스크림 스쿱이 있으면 일정한 모양으로 만들기가 편합니다. 없으면 공 모양 20개를 만든다 생각하고 일정한 크기로 동글동글 잘 뭉쳐주세요.

8. 예열된 오븐에서 10~12분간 구워줍니다. 시간이 다 되어도 색이 잘 나오고 있는지 확인 후 꺼내주세요. 본인의 오븐 상태에 따라 시간을 가감합니다.

9. 호두 볼을 꺼내고 충분히 식힙니다.

10. 호두를 식히는 동안 위에 뿌려줄 초콜릿을 만들어볼게요. 카카오90% 초콜렛을 사용했어요. 요새는 일반 마트에서도 쉽게 구할 수 있습니다. 초콜릿에 휘핑크림이나 생크림을 넣고 전자레인지에서 30초 정도 데워줍니다. 생크림 없이 그냥 초콜릿만 넣으면 다 탑니다. 꺼내면 하나도 안 녹아 있겠지만 잘 저으면 다 녹는데 너무 안 녹으면 10초씩 더 돌려주세요. 초콜릿을 너무 빨리 만들어놓으면 다시 굳어버리니까요. 호두 다 식히고 나서 만들어도 늦지 않아요.

11. 짤 주머니에 넣거나 없으면 지퍼락 끝에 구멍을 내서 짤 주머니로 사용하세요. 식은 호두볼 위에 뿌려주는데 이 과정이 귀

찮으면 호두볼을 반 정도 초콜렛에 담갔다 꺼냅니다.

12. 초콜릿이 굳도록 다시 잘 식힙니다. 완성!

Tip

1. 저탄고지 레시피는 우리나라보다는 아무래도 해외에 훨씬 더 많습니다. 재료도 쉽게 접할 수 있고 사람들에게 알려진지도 동양보다는 오래됐기 때문에 제가 식단을 참고할 때 유튜브에서 해외 레시피도 많이 보는 편이에요. 한식 저탄고지 레시피도 요즘 많이 나오고 있지만 가끔은 재료를 사용하는 방법에서 아이디어를 얻을 수 있어서 해외 영상도 봅니다. 아무래도 간식 쪽으로 더 다양한 것 같은 느낌이 들어요. KETO RECIPES로 검색하면 많은 자료를 볼 수 있으니 참고하세요.

2. 저탄고지 관련 책을 읽어보면 어떤 책에서는 견과류도 먹지 마라 하고 어떤 책에서는 몇 종류는 먹어도 된다 하고 또 어떤 책에서는 다 먹어도 된다 합니다. 가장 많은 의견은 '호두나 아몬드 같은 몇 종류는 허용한다' 입니다. 뭐든 너무 많이 먹으면 안 되겠죠. 이거 맛있다고 10개를 그 자리에서 다 드시면 안 됩니다. 저 순식간에 두 개 먹어치우면서 잘하면 다 먹을 수도 있겠다 싶었어요. 뭐든지 적당히가 가장 좋습니다.

3. 이 레시피에서 감미료의 양은 조금 줄여도 됩니다. 50~70g정도로 줄여도 먹을 만합니다.

90초 빵

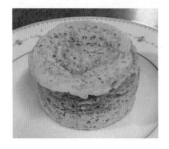

재료 준비
아몬드 가루 3큰술, 파마산 치즈 4큰술
달걀 1개, 베이킹 소다 1/2작은술

1. 용기는 전자레인지 사용 가능한 용기면 됩니다. 용기가 크면 좀 납작한 빵이 나오겠지요. 위아래 폭이 같은 용기여야 빵이 나왔을 때 사이즈가 일정합니다. 글라스락 사용해도 좋을 것 같아요.

2. 모든 재료를 용기에 넣고 잘 섞습니다. 충분히 잘 섞는 것이 포인트입니다.

3. 용기 채로 전자레인지에 넣고 90초 돌려줍니다. 막 꺼내서 바로 용기에서 빼지 마시고 잠깐만 두면 빵이 수축하면서 꺼내기 쉬워집니다. 꺼내서 바닥부분을 확인하고 덜 익었으면 빵을 뒤집어서 조금 더 돌려줍니다.

4. 만든 빵은 양배추 계란전을 넣어서 샌드위치를 만들거나 얇게 두 조각으로 잘라서 각각 따로 오픈 샌드위치로 먹어도 좋습니다. 다른 부재료들과 푸짐하게 먹어야 양이 찹니다.

Tip

1. 90초 빵은 레시피가 다양하게 존재합니다. 저는 그중에서 파마산 치
   즈가 들어간 레시피를 사용했어요. 버터가 들어간 것도 있고 달걀 없이
   차전자피 가루가 들어간 것도 있습니다. 여러 가지 해보시고 입맛에 맞
   는 걸 찾아보세요.
2. 키토 빵은 어떻게 해도 밀가루빵의 그 폭신함과 부드러움을 재현할 수
   없습니다. 대체품임을 감안하고 드셔야 대실망하지 않아요.

토마토 제육볶음

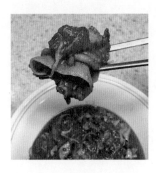

재료 준비
냉동 대패 삼겹살 원하는 만큼
토마토 2개, 양배추 원하는 만큼
양념장 저당질 고추장 1.5큰술
리퀴드 아미노스 (간장 대용) 1.5큰술
다진 마늘 1큰술

1. 먼저 양념장을 만들어줍니다. 대패 삼겹살이 얇기 때문에 미리
   양념에 재 놓지는 않습니다. 양념장 재료를 모두 섞어서 한쪽에
   놓아둡니다. 저당질 고추장은 직접 만들어 먹을 수도 있지만 요
   즘 시중에 당뇨 환자들을 위한 저당질 고추장이 많이 나와 있으
   니 구입하셔도 좋습니다. 리퀴드 아미노스 대신 성분 좋은 국산

간장들도 많이 나오고 있으나 여전히 마트에서는 구하기가 어렵고 온라인에 구입하시길 추천드립니다. 단맛을 첨가하진 않습니다.

2. 토마토 2개는 대충 잘라 놓고

3. 프라이팬에 오일이나 버터를 넣어서 달궈주세요.

4. 냉동 대패 삼겹살을 팬 가득 올려 볶아줍니다. 고기가 반 이상 익으면 토마토와 양념장을 넣고 잘 섞어서 조금만 끓여줍니다. 토마토에서 수분이 많이 나옵니다.

5. 마지막에 양배추를 넣어서 잘 섞고 익으면 완성입니다. 양배추 대신 다른 양파나 버섯이나 당연히 모두 가능하지만 충분히 익혀주세요.

Tip

먹기 전에 들기름을 더 뿌려도 좋고 참깨를 뿌려도 좋습니다. 피자 치즈를 좀 올리면 더 맛있습니다. 숟가락으로 국물도 푹푹 같이 먹어줍니다. 밥이나 콜리플라워 라이스를 볶아서 함께 먹어도 좋고 쌈 야채와 함께 먹으면 더 좋습니다.

집에서 조용히 혼자 식단 하다가

명절에는 어쩔 수 없이 여러 친지들과 어른들을 만나야 합니다.

우리 어르신들은 밥 안 먹으면 큰일 나는 줄 아시기 때문에

저는 저탄고지 식단 한다고 입도 뻥긋 못했습니다.

게다가 지방을 많이 먹는 식단을 한다고 하면

너도나도 한마디씩 하실 게 너무 뻔해서 꼼수를 좀 썼습니다.

티나지 않게 음식을 좀 골라서 먹었습니다.

활용하기 좋은 팁 몇 가지를 알려드리겠습니다.

Tip

1. "밥은 제가 푸겠습니다!" 라고 말하고 내 밥은 확 줄여서 조금만 풉니다.

2. 집에서 먹을 수 있는 음식을 만들어갑니다. 나 먹을 것만 만들어가면 양심 없으니 다른 식구들도 먹을 수 있게 넉넉히 만듭니다. 다행히 칡전분을 묻혀 만든 각종 전이나 알룰로스를 넣어 만든 갈비찜은 일반 탄수음식과 비교했을 때 맛도 떨어지지 않고 진짜 입맛이 예민하지 않으면 잘 구분이 안 갑니다. 명절 전에 "전과 갈비찜은 제가 해갈게요~" 라고 말하고 솔선수범하면 좋습니다. 단 김치전, 부추 부침개, 해물파전 같이 가루류의 비중이 높은 건 피하거나 적게 드시는 게 좋아요.

3. 요리하면서 배가 고프면 눈이 돌아가고 이성을 잃으니 방탄커

피를 든든히 마시고 출발합니다.

4. 생선 위주로 먹기. 흰살 생선보다 기름기 많은 생선이 더 좋지만 일단 있는 대로 먹는 게 좋아요.

5. 고깃국은 맘껏 먹어도 좋지만 떡국과 만둣국 중 선택이 가능하면 만둣국을 먹습니다. 선택 불가 상황에서는 눈치껏 양을 조절하세요.

6. 명절에 친정이나 시댁에 가기 전에 자신만의 기준을 몇 개 정합니다. 저는 3가지를 정했는데요. 먹고 싶은 것 너무 참지 말고 한 개나 소량 먹는다, 음식에 숨어 있는 설탕을 잘 찾아본다, 재료를 잘 모를 경우 궁금해하며 꼭 여쭤본다, 이 정도로 정해놨습니다. 명절에 오랜만에 가족들이 모였는데 제가 저탄고지를 한다고 해서 배려해주면 감사하지만 그렇지 않다고 해도 너무 자기 식단만 고집하면 가족 내 왕따를 당할 수 있으니 유연성을 발휘하는 게 좋습니다.

7. 명절이 끝난 다음에는 당연하게도 키토아웃이 됩니다. 명절 동안 공복 없이 먹는 거 저만 그러는 거 아니죠?

   열심히 먹었으니 위장에게 쉴 시간을 주고 속을 좀 비워줍니다. 단식을 할 때는 마음가짐을 '몸에게 휴식을 준다' 라고 생각해야지, 실컷 먹었으니 벌주는 것처럼 굶는다고 생각하면 안 됩니다. 몸이 똑똑해서 다 알아요. 먹기는 내가 먹어놓고 벌은 몸이 받는다고 생각하면 몸 입장에서는 얼마나 억울하겠어요.

그리고 명절 이후에는 며칠 바짝이라도 식단을 클린하게 가지세요. 식단 초기에 명절이나 집안 행사가 끼면 참아내기가 무척 힘듭니다. 시간이 지나면 식욕도 잡히고 탄수화물에 대한 열망도 많이 잠잠해집니다.

밖에서 식사를 할 때 내 식단만 고집하는것도 민폐지요.
함께 식사하되 다른 가족이나 사람들에게 부담이 되지 않는 자신만의 방법을 찾아봅시다.

외식할 때

Tip

1. 찌개, 탕, 고기구이 종류를 선택합니다. 선택 권한이 없을 경우 양을 조절합니다.
2. 반찬은 어쩔 수 없지만 밥이라도 집에서 곤약밥, 양배추밥, 콜리플라워 라이스 등을 준비해 갑니다. 도시락이 여의치 않을 경우 편의점에서 현미곤약밥 같은 즉석밥이라도 준비합니다.
3. 치즈, 포션 버터, 올리브 오일 등을 챙겨 다닙니다.

저는 회사원이 아니어서 그 고충을 완전히 이해할 수는 없지만
많이들 난감하실 것 같습니다.

제 경험에서 우러나온 팁은 아니지만

여기저기서 본 팁 몇 개를 모아봤습니다. 도움이 되기를 바라요.

Tip

1. 도시락이 가장 좋습니다. 지방이 많은 식단이므로 식으면 먹기
   가 힘듭니다. 전자레인지를 사용할 수 있는 회사라면 최대한 사
   용하시고 불가능하면 보온도시락을 이용하면 됩니다. 조금 더
   부지런하고 조금 더 뻔뻔해질 필요가 있습니다.

   솔직히 저는 집에서 일을 하는 사람이라 식단하기가 더 쉽기도
   했네요. 회사원들 힘 내세요.

2. 무조건 함께해야 하는 식사가 아닐 때는 방탄커피로 식사를 대
   체합니다. 이 경우 아침 저녁은 잘 드시는 게 좋아요.

3. 먹지 말아야 할 것을 자꾸 주위에서 권하는 경우, 최악의 상황
   에서는 당뇨라든가 당뇨 바로 직전이라는 선의의 거짓말도 적
   절히 사용합니다. 이렇게까지는 안 해도 되는 상황이었으면 좋
   겠습니다.

집에서 혼자 저탄고지 식단을 한다면
식사를 여러 번 차리는 수고로움이 있을 수 있고,
다른 가족들과의 식사가 불편할 수도 있습니다.
지혜로운 방법들을 모색해봅시다.

간혹 저탄고지에 대한 공부도 제대로 하지 않고 성장기 자녀에게 식단을 극단적으로 적용하는 경우가 있습니다. 아주 위험하다고 생각합니다.

성장기에는 탄수화물이 필요합니다. 탄수화물을 극단적으로 끊으면 살은 빠질지 모르겠으나 키도 안 큽니다. 밥을 끊을 게 아니라 간식, 후식, 야식을 끊어야 합니다.

제가 식단을 시작하면서 가족에게 가장 먼저 적용했던 건 기름류를 교체하는 일이었습니다. 식용유, 포도씨유, 콩기름, 해바라기씨유 등을 모두 처분하고 올리브 오일, 코코넛 오일, 아보카도 오일, 버터 등으로 바꿨습니다.

그 다음으로 한 일은 시리얼을 사지 않는 일이었어요. 제 기준에 아침 공복에 우유에 말아먹는 시리얼은 혈당을 급속도로 올리는 최악의 음식이라고 생각합니다. 먹고 싶어 하면 차라리 낮에 식후에 먹게 합니다. 엄마의 손이 없어도 먹기가 쉬운 식품이기 때문에 한동안은 아예 집에서 없었고 요즘도 한 봉지 사면 짧고 빠르게 먹어 치우고 다음에 먹을 때까지 텀을 길게 둡니다.

성장기 자녀들에게 식단을 적용하고 싶으면 공부를 많이 해서 기본을 잘 다져야 합니다. 특히 학교에서 급식을 먹는 아이들이 집에서 저탄고지식으로 먹으면 자칫 고탄고지가 될 수 있습니다.

그리고 함께 먹는 음식, 예를 들어 찌개나 국 같은 경우 저탄고지를 하는 내가 먹기엔 지방이 부족한 경우가 있습니다. 그럴 경우, 가족 모두가 먹는 냄비에 지방을 추가하지 마시고 내가 먹을 그릇에 덜어 버터나 들기름 등을 추가해서 넣으세요.

탄수화물을 먹는 식구들이 내가 먹는 음식을 함께 먹으면 역시 고탄고지가 될 수 있습니다.

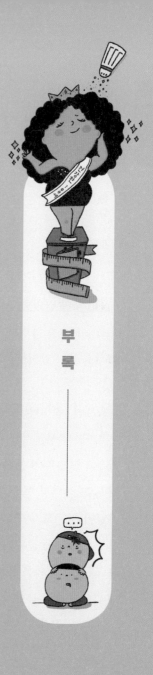

부 록

줌마키토!
〈생로병사의 비밀〉에 출연하다!

○
○

살면서 참 별의별 일이 다 일어나는데, 저탄고지 식단을 시작하고 블로그를 하면서 신기한 일들이 많이 생겼습니다. 지금처럼 책을 쓰고 있지를 않나 TV에 출연하지를 않나 말이죠.

2021년 1월 10일, 코코넛 와플 레시피에 댓글이 달렸어요.
작가님이 사례자를 찾고 계신다는 댓글을 달아주셨고 저는 처음에 믿을 수가 없어서 잠시 생각하다가 일단 어떻게 나가는지 알고 싶어서 연락을 드렸어요. 작가님과 통화를 하면서 작가님이 저탄고지 공부를 엄청 많이 하셨다는 걸 느꼈습니다. 아주 상세하게 물어보시더라고요. 그렇게 전화로 인터뷰 비슷한 걸 하고 회의를 통해서 제 출연 여부를 결정한다고 하셨는데 다음날 바로 출연이 결정됐다고 연락이 왔어요.
2월 3일에 방영인데 벌써 1월 11일이니 촬영은 언제 하냐고

○—

여쭤보니 바로 이번 주 내에 했으면 좋겠다고 하더라고요.

네???? 당황 또 당황했지요. 저탄고지 요리하는 모습도 찍고, 건강검진상 좋아진 수치도 찍고, 제 인터뷰도 한다고 해서 그런가 보다 했습니다.

첫 번째 걱정이 주방 청소였습니다. 심장이 튀어나올 것 같은데 촬영은 잘 했습니다.

큰 아이한테 특명을 맡겼지요.

"엄마 촬영하는 모습을 찍어라!"

촬영 전날 아들 둘 앉혀놓고 내일 이러이러한 일이 벌어질 테니 협조해달라 이야기했어요.

블로그에 관한 인터뷰도 하고 그 날 방송에 나가는 요리 두 개 말고도 저희 아이들이 먹을 음식도 하느라 요리만 세 번 했습니다. 방탄커피도 찍고 싶다 하셔서 방탄라떼를 준비했네요.

방탄라떼를 만들 때 집에 있던 자동 우유 거품기를 사용했는데, 방송이 나간 후 그게 뭐냐고 저탄고지 카페에서 많이들 궁금해하셨답니다. 심지어 방송끝나자 마자 그 제품 뭐냐고 블로그에 댓글이 달렸었어요.

아무튼 혼자 요리하고 혼자 먹는 장면을 찍는데 다 쳐다보고 있고 저만 먹자니 어찌나 뻘쭘하던지, 먹방하시는 분들 진심으로 대단하다 생각한 하루였습니다. 저 먹는 모습을 가까이서 한 번, 멀리서 한 번, 옆에서 한 번, 뒤에서 한 번 찍으시는데 카메라 감독님 정말 열일하셨어요.

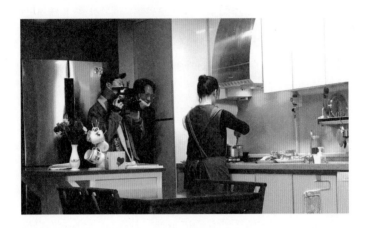

남색 옷 입으신 분이 피디님이신데요, 엄청나게 많은 질문을 해주셨어요. 저는 그게 감사하더라고요. 제가 아는 선에서 최선을 다해 말했는데 프로그램에 도움이 됐으려나 모르겠습니다. 요리하는 모습도 꼼꼼히 다 찍으셨는데 저는 요리하랴 질문에 대답하랴 정신이 집나가기 딱 직전이었어요.

촬영 끝나고 생각해보니 계속 앞치마를 하고 있었더라고요. 전날 뭐 입나 고민 괜히 했다는 생각이 들었습니다.

처음 작가님께 연락이 왔었을 때 제가 여쭤봤어요. 저탄고지로 20~30킬로그램씩 뺀 분들도 많이 계시고, 저는 16kg을 뺐지만 (이 당시에는 16kg감량된 상태였습니다) 그래도 아직까지 체중이 많이 나가는데 제가 나가도 되는 거냐고요. 그게 가장 걱정이었거든요. 그런데 작가님이 괜찮다고 말씀해주셔서 용기를 냈어요. 그 주 내내 수시로 연락을 해서 이러이러한 것도 찍었으면 좋겠다 하셔서 막판에 추가된 것도 많았습니다.

제일 당황했던 건 저희 아이들 인터뷰였습니다. 제 아들들은 제 다이어트에 별 관심이 없는데 무슨 말을 할지 제가 인터뷰할 때보다 심장이 더 뛰고 손이 오그라들더라고요. 결국 방송은 안 됐지만요. (너무 다행입니다)

PD님이 저희 큰아들한테 "엄마가 살 빠진 거 알아요?" 하니 "네" 하더라고요.

"어디가 가장 많이 빠진 것 같아요?" 라고 하니 1초의 망설임도 없이 "배요!" 라고 대답해서 카메라 감독님이 웃으시느라 어깨가 들썩들썩 카메라가 꿀렁꿀렁~ 창피했습니다.

게다가 주방 짐을 몽땅 안방으로 때려 넣었는데 갑자기 저탄고지 관련 책을 보고 싶다고 하시는 거예요. 책장이 안방에 있는데!!!!!!!!!!!!

하아… 알아서 잘 가려주세요~ 하고는 비밀의방 문을 열고 들어가는데 정말 고개를 들 수가 없었답니다.

촬영은 1차 촬영 아침 10시부터 12시 반, 2차 촬영 1시 반부터 2시 반, 3차 촬영 5시부터 6시 반 정도까지 진행이 됐습니다. 이렇게 오래 해도 2~3분 정도 나간다고 하셨어요. 정말 방송일 하시는 분들 너무너무 힘드시겠어요. 존경합니다.

혹시 통편집 될 가능성도 있는지 여쭤보니 그런 거 없답니다. 예능에서는 통편집이 있어도 시사/교양 프로에서는 없대요. 블로그에 포스팅해도 되냐 여쭤보니 그래도 된다고 하셨고요. 주위에 많이 보라고 말해도 괜찮다고 하셔서 제가 블로그에 꽁꽁 숨기고 있다가 촬영을 마치고 나중에 올렸습니다.

저는 사진 찍는 것도 극도로 싫어하는 사람인데요, 촬영을 하기로 마음먹은 건 저탄고지를 좀 널리 알리고 싶어서였어요.

"이거 좋아요! 무조건 하세요!" 가 아니라

"이런 것도 있으니 선택은 본인이 하되 관심 한번 가져주세요" 하는 마음이 제일 컸습니다. 제가 블로그에서 저탄고지로 포스팅을 시작한 이유도 이거였어요.

제 바람이 조금이나마 이루어질지는 잘 모르겠습니다. 그냥 제 인생에서 참 재밌는 경험을 했다고 생각해도 저는 충분히 즐거웠어요. 제가 촬영까지 하게 된 건 블로그 이웃님들의 역할이 컸습니다. 저를 많이 찾아주셔서 제가 이런 경험도 해보게 되었어요. 감사합니다.

방송이 나간 후

2021년 2월 3일, KBS1 TV에서 〈생로병사의 비밀〉 763화, '탄수화물 지방, 다이어트 적은 무엇인가!' 편이 방송됐습니다. 저는 거기에 방탄커피 마시는 아줌마로 출연했습니다.

2월 3일 저녁, 저희 집 네 식구는 모두 TV 앞에서 대기를 했습니다. 원래 저희 아이들은 9시면 방으로 들어가 자는데, 이날은 혹시나 아이들도 나올지도 몰라서 10시에 하는 방송을 보라고 했습니다. (아이들 딱 한 컷 나왔는데 되게 신기해하더라고요)

저는 기껏해야 최대 2분 정도 나오지 않을까 예상했었는데 그것보다 훨씬 길게 나와서 좀 놀랐습니다. 보면서 얼마나 뻘쭘한지 등에 땀이 다 나더라고요. 남편한테 내가 저렇게 생겼냐고 물어봤습니다. 제가 옆얼굴이 참 납작하더라고요. TV는 1.5배 뚱뚱하게 나온다 그래서 신경이 쓰였는데 뭐 그냥 생긴 대로 나왔습니다.

작가님이 시청률이 좋게 나왔다(7.1%)고 말씀해주셔서 그래도 많은 분들이 보셨구나, 했습니다.

요리 장면을 많이 찍을 거라 하셔서 최대한 시간을 줄여보려고 식재료 준비는 전 날 거의 다 미리 해놨었습니다. 사골 삼겹탕에 굴도 진짜 많이 들어갔는데 방송멘트에는 해산물이 들어갔다고만 잠깐 언급되고 삼겹살에 초점을 맞췄더라고요.

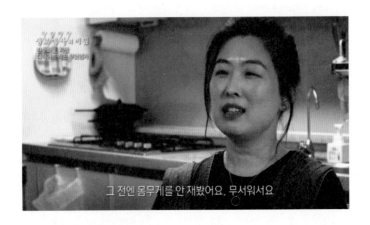

그 전엔 몸무게를 안 재봤어요. 무서워서요

네! 저, 이렇게 생겼어요. 요리하느라 더워서 볼이 빨갛게 나왔습니다. 한 잔 한 것 같지요.

그날 방송이 끝나자마자 거의 동시에 제 블로그에 댓글이 하나 달렸습니다. 방탄커피 만들 때 사용한 기계가 뭐냐고 물어보시더라고요. 일단 저를 어떻게 알고 찾아오셨는지 정말 깜짝 놀랐습니다. 예전에 그냥 커피보다 라떼를 좋아해서 집에서 만들어 먹겠다고 우유 거품기를 사놓고 몇 년을 장식품으로 갖고 있다가 저탄고지하면서 방탄커피 만드는데 사용했더니 완전 최적화되어 있어서 정말 잘 사용하고 있습니다. 세상 너무 편하더라고요.

○—

저는 저탄고지하시는 분들이 많이 사용할 거라고 생각했는데 아니었었나 봅니다. 방송 다음날 키토제닉 카페에 들어가 봤더니 그 기계 뭐냐고 묻는 글에 댓글이 50개 넘게 달려 있는 거 보고 또 한 번 깜짝 놀랐네요.

저한테 댓글로 물어보신 분이 카페에 빠르게 알려주셔서 댓글로 공유되고 있는 거 보고 또 놀랐지요.

공중파 방송의 위력이 대단하더라고요. 거의 10년간 연락이 끊겼던 지인에게 인스타그램으로 디엠도 왔거든요. 제가 2011년 미국에 가기 전까지만 해도 연락하고 지냈던 지인인데 미국에서 돌아와 연락이 끊겼었거든요. 고맙게도 방송에서 저를 보고 찾아주셔서 이제 다시 연락하고 지냅니다.

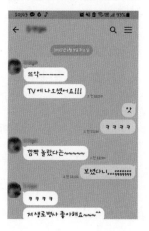

또 방송 며칠 후에 뒷북으로 늦게 동네 아는 분께서 카톡으로 말 걸어주셔서 또 한 번 빵 터졌지요.

아무튼 재미있는 경험이었습니다. 방송을 굉장히 기대하고 있으면서도 한편으로는 어떻게 방송이 될지 사실은 좀 조바심도 났어요. 저탄고지가 논란이 많은 식단이다 보니 방송에서 중립을 지켜줘야 할 텐데 하는 걱정도 있었거든요.

저는 방송을 보면서 고개를 갸웃한 것도 있었고 끄덕인 것도 있었습니다.

먼저 긍정적이었던 점을 먼저 말씀드릴게요.

1. 제가 인터뷰했던 부분이 편집으로 잘리기도 했지만 그래도 왜곡된 내용은 없었습니다. 방송상 편집이 필요했을 거라 생각해서 백 퍼센트 이해합니다.
2. 콜레스테롤에 관한 의학계의 논란을 좀 두루뭉술하지만 그래도 짚어주고 가셨어요. 그것만 해도 많은 발전이라고 생각합니다.
3. 공중파에서 저탄고지에 관해 다뤄주셔서 관심도를 높여주신 점 감사합니다.

반면 아쉬웠던 부분도 있었어요. 저 뿐만 아니라 저탄고지하는 분들 모두 약간의 아쉬움을 느끼셨을 거예요. 제가 느낀 건 이랬습니다.

1. 탄수화물에 관해 언급을 하면서 '당'에 관한 언급은 없어서 조금 아쉬웠습니다. 밥, 빵, 면, 떡 등이 탄수화물인 건 많이 알지만 설탕, 꿀, 과당 등의 위험성도 함께 언급해주셨으면 더 좋지 않았을까 싶었습니다. 밥이나 설탕이나 목구멍을 넘어가면 몸속에서는 다 똑같습니다.

2. 케톤체에 관해 조금만 더 자세히 설명을 해주셨으면 좋았을 것 같아요. 탄수화물이 없으면 장기가 어떻게 돌아가는지에 대한 공포심이 있는데 대체할 수 있는 케톤에 대한 설명이 짧다 보니 뭔가 말하다 만 듯한 느낌이었습니다.

3. 제 식단 사진을 보고 저칼로리라고 하시는 거 보고는 정말 깜짝 놀랐습니다. 결국 저탄고지도 저칼로리 식단이라 근육이 빠진다고 설명하셔서 진심 귀를 의심했습니다. 저탄고지가 저칼로리라는 말은 정말 난생처음 들어봤어요. 그 짧은 한마디가 "결국은 살 빼려면 칼로리를 적게 먹어야 한다"로 귀결되기 때문에 저는 동의할 수 없었습니다.

4. 콜레스테롤에 관한 이야기는 혈관 건강을 예로 들어 약간의 공포심을 일으킨 것 같아서 아쉬웠습니다. 물론 의학계에서도 논란이 있음을 언급해주셔서 나름의 중립을 지키셨다고 생각합니다. 그래도 미국이나 일본에서 콜레스테롤 표본 수치를 건강 지표로 삼지 않게 된 것도 한번 언급해주셨으면 하는 아쉬움이 있었어요.

유튜브를 보다 보니 〈생로병사의 비밀〉 팀에서 하이라이트 영상을 올려주셨더라고요. 유튜브를 찾아서 본 건 아니고 우연히 봤고 밑에 댓글들을 봤습니다. 악플이 있을까 봐 두근거렸지만 제가 예상한 것보다는 얌전(?)해서 충격을 받지는 않았어요. 댓글에는 저탄고지하다가 안 맞아서 그만두신 분, 각종 부작용으로 포기하신 분 등 정말 다양한 내용이 있었어요.

제가 또 느꼈잖아요.

100인 100키토라고요.

100명이 저탄고지를 하면 100가지의 사례가 나옵니다. 각자 살아온 환경과 몸이 달라서 생기는 일이에요. 그리고 또다시 깨달은 게 '공부해야겠구나' 였습니다.

저탄고지를 하다 보면 없던 알레르기가 올라오기도 하고 정말 몰랐던 지병이 드러나기도 하고 탈모가 오기도 하고 갑자기 생리가 멈추기도 합니다. 공부를 한 사람은 '어! 이런 일이 일어날 수도 있다고 하더니 나한테 일어났네!' 하고 좀 덜 놀랍니다. '영양제를 먹어볼까?' '알레르기나 중금속 테스트를 해볼까?' '기능의학 병원에 가볼까?' '뭐가 문제일까?' 하고 생각합니다.

공부를 안 한 사람은 '내 이럴 줄 알았지, 역시 지방은 많이 먹으면 안 돼, 저탄고지하면 부작용 너무 많아' 라고 생각합니다.

아무튼 이 처음이자 마지막 출연은 재밌기도 하고 아쉽기도 한 경험이었습니다.

　그후로도 몇 번 이름만 대면 알 만한 프로그램에서 섭외 전화가 왔지만 모두 고사했습니다. 제 뜻이 제대로 전달되기에는 아쉬울 것 같아서였습니다.

　그렇지만 제가 나중에 할머니가 됐을 때 손주들에게 할미 에피소드라고 이야기해줄 만 하겠죠?

유튜브
〈KBS 생로병사의 비밀〉

저탄고지 추천 도서

국내도서

《당신이 살찌는 이유》 진소희, 성안북스

《맛불리 다이어트 연구소》 맛불리, 비사이드

《심플 키토 라이프》 황연수(명품캥거루), 예문

《쏘팟의 하나만 빼고 다 먹는 다이어트》 이동훈, 21세기북스

《기적의 식단》 이영훈, 북드림

《환자혁명》 조한경, 에디터

번역도서

《최강의 식사》 데이브 아스프리 저, 정세영 역, 양준상 감수, 앵글북스

《지방의 누명》 홍주영 저, 정명일·이영훈 감수, 디케이제이에스

《비만코드》 제이슨 펑 저, 제효영 역, 시그마북스

《지방의 역설》 니나 타이숄스 저, 양준상·유현진 공역, 시대의창

《독소를 비우는 몸》 제이슨 펑·지미 무어 저, 이문영 역, 라이팅하우스

《잠시 먹기를 멈추면》 제이슨 펑·이브 메이어·메건 라모스 저, 라이팅하우스

《케톤 혁명》 후루카와 겐지 저, 오시연 역, 이영훈 감수, 판미동

《케토 다이어트》 리앤 보겔 저, 이문영 역, 라이팅하우스

《밥빵면 : 줄이고 끊고 멀리하라》 에베 코지 저, 신유희 역, 위즈덤하우스

《케톤하는 몸》 조셉 머콜라 저, 김보은 역, 이영훈 감수, 판미동

《지방의 진실 케톤의 발견》 무네타 테츠오 저, 양준상 역, 판미동

《그레인 브레인》 데이비드 펄머터 저, 이문영 역, 지식너머

《내 몸에 독이 되는 탄수화물》 에베 코지 저, 한성례 역, 이너북

《지방을 태우는 몸》 지미 무어·에릭 C. 웨스트먼 저, 이문영 역, 라이팅하우스

추천 유튜브 채널

- **러브에코 Love Echo** : 《당신이 살찌는 이유》 저자가 운영하는 채널입니다. 깔끔하고 쉬운 설명으로 저탄고지 입문자들이 참고하면 좋습니다.

- **무니키친 MoonyKitchen** : 《무니키친의 저탄고지 다이어트 레시피》 저자가 운영하는 채널입니다. 구하기 쉬운 재료로 저탄수화물 요리를 뚝딱 하십니다. 최근까지도 제가 요리 아이디어를 많이 얻고 있습니다.

- **맛불리TV** : 《맛불리 다이어트 연구소》 저자가 운영하는 채널입니다. 제가 처음 저탄고지를 접하게 된 영상이 이 분 채널이었습니다. 개그 코드가 맞다면 웃으면서 정보를 접할 수 있습니다.

- **닥터쓰리 - 한미일의사의 쉬운 의학** : 신경외과 전문의가 운영하는 채널입니다. 잘못 알고 있는 의학 상식을 담백하게 전달해주십니다. 평소 궁금했던 의학정보가 있다면 이 채널의 도움을 받을 수 있습니다.

- **요리하는다이어터** : 《운동 없이 8kg 감량 저탄수화물 다이어트 레시피》 저자가 운영하는 채널입니다. 전자레인지와 가위만 있으면 모든 요리를 하시더라고요. 감자도 가위로 자르시는 모습을 보고 그 가위 뭔지 탐냈던 기억이 있습니다. 나는 요리 똥손이라 요리 못한다는 이야기는 이 분 채널 보면 할 수 없어요.

- **바이안 Table** : 《바이안의 심플 키토 테이블》 저자의 채널입니다. 이것은 요리인가 예술인가. 영상이 아름답고 정갈한 저탄수화물 요리를 볼 수 있습니다.

- **라이프핏** : 《심플 키토 라이프》 저자와 동생이 운영하는 채널입니다. 체육 전공자로 몸에 관한 정보가 믿을 만합니다.

- **다이어트한의사 쏘팟** : 《쏘팟의 하나만 빼고 다 먹는 다이어트》 저자의 채널입니다. 한의사임에도 다이어트로 고생을 하다가 저탄고지로 극복하셨습니다. 저탄고지의 이론, 실전, 레시피 등 전반적인 정보를 담고 있습니다.

- **리본레시피reborn recipe** : 다양한 저탄고지 레시피를 볼 수 있습니다. 특히 김밥 레시피가 많습니다.

- **뉴트리TV_by 정명일 Ph.D** : 모발검사나 대사 속도, 미네랄 관련 궁금증이 있을 때 도움을 많이 받았습니다.

- **좋은엄니GoodMom** : 베이킹으로 블로그에서 유명했던 분인데 언제부터인가 저탄수 베이킹으로 유튜브를 하셔서 반가웠던 기억이 있습니다. 자신만의 저탄수 베이킹 레시피를 많이 갖고 있습니다.

- **저자세** : '저탄고지로 자신감있게 세상사는 이야기'의 줄임말 저자세입니다. 저탄고지 기본 이론들을 공부하기 좋습니다.

- **온스맘의 키토제닉 레시피 Ketogenic recipe** : 《키토 한식》 저자의 채널입니다. 저탄고지 한식 레시피가 많이 있습니다. 나는 외국 레시피는 영 입맛에 안 맞다 하는 분들 참고하시면 좋습니다.

- **지방시 LCHF** : 저탄고지를 하는 4명의 출연진이 함께 운영하는 채널입니다. 개인적으로 영양제나 양념류를 여러 종류 비교 분석한 영상들이 도움이 많이 됐습니다.

- **키토제닉로우TV** : 과거영상은 주로 저탄고지의 이론을 쉽게 설명해주셨고, 최근은 주로 실시간 스트리밍으로 키토제닉 다이어트 상담방송을 진행합니다. 저도 어디 물어볼 데 없어 답답할 때 채팅으로 질문을 올려 속시원한 답을 받았던 적이 있어 고마운 채널입니다. 현재 방탄커피를 만드는 '마이노멀' 브랜드의 사장님이기도 합니다.

- **닥터조의 건강이야기** : 《환자혁명》 저자의 채널입니다. 찰떡같은 비유로 쉽게 의학정보를 전달해주십니다.

- **닥터케어톡** : 리프러리 사랑의원 송재현 원장님이 정보를 전달해주시는 채널입니다. 식이치료하는 외과의사 선생님이십니다. 암 환자를 치료하다가 식이요법의 중요성을 알고 공부하셨다고 해요. 저탄고지에 관한 전반적인 정보를 얻기에 도움이 됩니다.

○ —

에필로그

○
○

살 빼기 말고, 건강한 삶이 목표입니다

살면서 단 한 번도 살을 빼려고 이렇게 열심히 공부해본 적이 없습니다. 더불어 이렇게 재미있는 공부도 처음이었습니다. 내 몸을 알아간다는 게, 내 몸이 하는 소리를 들으려 노력한다는 게 이렇게 좋은 건지도 처음 알았습니다.

늘 내 뜻대로 움직이지 않던 내 몸이었는데 공부를 하면서 몸과 소통하는 법을 배워가는 느낌입니다. 물론 아직도 가끔 불통일 때가 있습니다만 그럴 땐 화가 난다기 보다는 몸이 보내는 신호를 놓친 건 아닐까 다시 한 번 잘 살펴보게 됩니다.

살이 쪄서 비만이라는 건 건강하지 않다는 증거입니다.

어디가 자꾸 아픈 것도 내 몸이 날 좀 봐달라고 보내는 SOS 신호입니다.

우리는 어쩌면 100년을 넘게 살아야 할지도 모릅니다. 젊은 시절에 술, 담배, 나쁜 음식 먹고 스트레스 받으며 살면서 노년에 건강할 수 있을 거라는 생각은 꿈도 꾸지 말아야 합니다.

살을 빼고 싶다가 아니라 건강한 사람이 되고 싶다고 목표를 잡아야 합니다.

그러기 위해서는 자신의 의지를 시험하지 말고 잘 달래서 함께 가는 게 좋습니다. 잠시 동안만이라도 과한 약속은 피하고 향긋한 빵 냄새 나는 제과점 앞은 멀리 돌아가기도 하고 배고플 땐 장보는 걸 피하기도 하면서 의지를 아껴두세요.

저는 사람이 하루 동안 사용할 수 있는 의지는 일정한 양이 있다고 생각하는 사람입니다. 먹고 싶은 걸 참아야 하는 상황을 계속 만나다보면 마지막에 만나는 상황에는 그 어느 누구라도 터지게 되어 있습니다. 자신의 의지를 시험하지 마세요.

다이어트라는 게 참 아이러니하게도 내가 누구인지 알아가는 과정인 것도 같습니다. 어떤 걸 좋아하고 어떤 걸 싫어하는지, 어떤 걸 참아낼 수 있고 또 어떤 걸 절대로 참을 수가 없는지, 어떤 상황에서는 버텨지고 어떤 상황에서는 무너지는지 등 끊임없이 자신에 대해 생각하게 만듭니다.

저는 지금도 종종 그동안 몸에 대해 너무 몰랐던 게 미안하고 창피합니다. 살아보려고 혼자 애썼을 내 몸이 참 안쓰러울 때도 있었습니다. 다른 한편으로는 그동안 비만 센터에 쏟아 부은 돈과 시간도 아깝고 몸의 이런 기전들을 제대로 설명해주지 않은 의사선생님들에 대한 분노도 한동안 있었습니다.

하지만 결국 가장 잘못한건 나였더라고요. 내 몸이잖아요. 내 몸에 대해 나도 모르는데 누군가 다른 이가 잘 알아줄거라 생각한 것 자체가 잘못이었다고 생각해요. 물론 몸이 아프면 병원에 가야 하고 의사선생님 말씀 잘 들어야 합니다. 그래도 이런 방법도 있다고 한 번 알려주시기나 했으면, 하고 안 하고 는 내가 선택할 수 있었을 텐데요. 몰라서 못했던 그 시간들이 아쉽기 짝이 없지만 이제라도 알아가고 있는 게 어딘가 감사한 마음도 듭니다.

자기 자신을 최우선순위에 놓아야 다이어트에 성공할 수 있다고 합니다. 아이들과 남편을 챙기느라 뒷전으로 미뤄놨던 나 자신도 한번 들여봐주세요.

100년 데리고 살아야 한다니깐요!

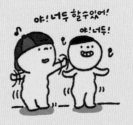

맺 음 말

    제 버킷리스트에 '죽기 전에 내 이름으로 된 책 한 권 내기'가 있기는 했습니다. 그렇지만 저탄고지로 책을 내게 될 거라곤 꿈에서도 생각해본 적이 없습니다. 저탄고지를 알게 되고 식단을 시작하며 좌충우돌 써내려갔던 블로그 덕분에 방송도 타고 책도 내게 되었습니다.

    애초에 책을 내기 위해 시작했던 블로그가 아니었기 때문에 처음 출판 계약을 했을 때 얼떨떨함 반, 두려움 반이었습니다. 계약서에 사인하고 집에 오는 버스 안에서 멍했던 기억이 아직도 생생합니다. 와~ 나 책 낸다! 하며 마냥 즐기지만은 못했습니다. 전문 의료인이 아닌 저의 잘못된 정보 전달로 인해 혹시라도 피해보는 사람이 생길까 봐 블로그에 포스팅 할 때에도 조심조심 써 내려갔는데 책이라니… 고민이 많았지요. 그때마다 힘을 실어주시고 당연한 두려움과 걱정이라며 토닥여준 더블엔 출판사의 송현옥 편집장님과 옆구리 꾹꾹 찔러 늘어지는 저를 끌어주신 퀸즈드림 김여나 작가님 정말 감사합니다.

이 책의 제목인 "살 어떻게 뺐어요?"는 제가 실제로 들었던 말입니다. 초등학교 돌봄교실에서 아이들 한자 가르치는 일을 할 때 1년 넘게 저를 쭉 봐오던 돌봄 선생님께서 어느 날 저에게 다가와 귀에 속닥속닥하셨던 말씀입니다. 원래 생각했던 제목은 지금 부제인 '다시는 요요가 오지 않게'였어요. 편집장님과 에피소드 나누다가 나온 이야기가 책 제목이 되었습니다. 생각해보면 다이어트에 성공한 사람들에게 가장 물어보고 싶은 질문이기도 하지요.

제 또래 여성들이 자기 자신을 찾아가는 '내 인생에 다시없을 1년 살기'라는 모임에서 제 입으로 처음 책을 내고 싶다고 말을 했는데, 그때는 그냥 죽기 전에 언젠가 라는 막연한 꿈이었습니다. 그런데 말한 지 1년도 안 돼서 출판 계약을 하고 2년이 안 돼서 책이 나오게 됐습니다.

출판 계약 당시 제가 "막 떨리고 두렵고 무섭습니다"라고 이야기하니 "뭐 당연한 이야기를 하고 그러세요"라고 말씀해주셨던 김여나 작가님. "괜찮아요, 잘할 수 있어요" 라고 말씀해주시는 것보다 오히려 훨씬 더 힘이 됐습니다.

저 혼자 제 몸에 적용하던 식단이라 다른 분들께도 효과가 있을까 고민하던 즈음, '1년 살기' 모임의 1년지기님들께서 많이 도와주셨습니다. '내바나(내가 바꾸는 나)' 라는 단톡방을 만들어 질문을 받고 식단을 확인하며 안내했던 경험이 저에게 무척 소중했습니다. 식단을 유지하기 힘든 상황들에 대해 간접적으로 알 수 있었고, 그 해결 방법들을 모색하는 과정에서 많은 공부가 됐습니다. 그래서 이 책은 저 혼자 쓴 게 아닙니다. 함께 해주신 내바나 멤버들에게 감사의 마음을 전합니다.

어느 날 갑자기 밥을 안 먹는 아내를 보며 참 이상했겠지만 무슨 이유가 있겠지 묵묵히 믿고 지켜봐준 남편 박형기 씨와 자기들과 같은 시간대에 밥을 먹지 않는 엄마를 이해해준 우리 두 아들 재희, 재민이에게도 고맙다는 말을 하고 싶습니다.

저는 아직도 사회적인 통념상 겉으로 보기에 날씬한 사람은 아닙니다. 그러나 건강합니다. 그건 확실합니다. 건강검진 수치들이 말해주고 있고 제 스스로가 느끼고 있습니다.

이 책은 저탄고지 식단만이 답이다! 이것만이 길이다! 라고 말하는 책이 아닙니다. 건강을 되찾는 여러 방법들 중 하나로 이해를 돕고 싶은 마음이 가장 큽니다. 여러분의 건강한 생활로 가는 길에 작은 보탬이 되길 바랍니다.